불면증, 잠꾸러기가 되는 비법

지은이 김성학

미디어북

불면증, 잠꾸러기가 되는 비법

초 판 인 쇄 2023년 5월 16일
초 판 발 행 2023년 5월 24일

저 자 김성학

발 행 인 정상훈
디 자 인 신아름
펴 낸 곳 미디어북

서울특별시 관악구 봉천로 472
코업레지던스 B1층 102호 고시계사

대 표 02-817-2400 팩 스 02-817-8998
考試界 · 고시계사 · 미디어북 02-817-0418~9
www.gosi-law.com
E-mail : goshigye@chollian.net

정가 16,000원 ISBN 979-11-89888-56-5 13510

미디어북은 고시계사 자매회사입니다

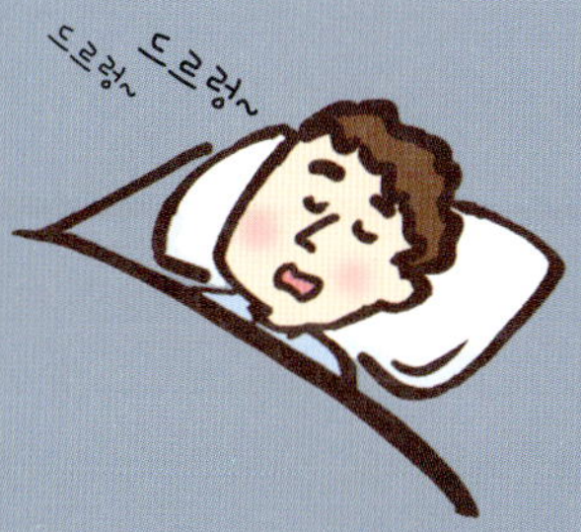

잠 못 이루는 이들을 위한

불면증 해결서

밤의 불빛이 밝아진 만큼 불면증을 호소하는 사람들의 수도 늘어나고 있다는 의미이며, 또한 이러한 습관적인 사람들의 뇌파는 잘 떨어지지 않는 원인이 되며 컴퓨터를 가까이하거나 쉬는 시간마저도 핸드폰에서 눈을 떼지 못하다 보니 뇌파 또한 떨어질 시간이 없음을 알 수 있다. 이로 인해 대부분의 사람들은 몸이 건조해지고 점점 수면시간이 줄어들어 건강을 방해하는 악순환이 반복되어 가는 실정이다.

이런 현상들을 보고 느끼면서 도움을 드릴 방도는 없을까? 하는 마음으로 집필을 시작하였다. 불면증은 평소에 알려지지 않는 부분을 다뤄야 하는 문제가 있어 집필 내용 또한 생소한 방법들을 포함하였고, 처음 접하는 부분들에 대해 이해를 돕고자 각 장별로 반복 설명하게 되었다. 이런 부분은 연습하는 마음으로 보기 바라며 반복함으로써 생소하게 생각했던 자연요법 불면증 치유 프로그램이 조금씩 몸에 익혀지고, 스스로 잘할 수 있는 습관이 형성될 것이다.

프롤로그

불면증은 질병이라기보다도 이것과 관련된 질병의 발생과 더불어 일상생활에 영향을 미치기 때문에 매우 힘든 상황을 초래하게 될 수 있다. 그래서 불면증에 시달리는 사람들은 매일 반복되는 갑갑함을 이겨내기 위해 약에 의존하거나 건강식품 등을 섭취하며 효과를 보는 사람도 있지만, 여러 방법을 시도하였어도 불면증으로부터 해방되지 못하고 있는 분도 있을 것 같다. 필자는 이러한 고통들을 이미 수도 없이 겪었던 경험들이 있어 동병상련의 마음으로 이런 고충을 더 가까이 생각하게 되었다.

충분한 수면은 몸과 마음의 자연치유력 회복과 건강을 증진시킬 수 있는 중요한 시간이 될 수 있다. 그래서 책 출간을 앞두고 불면증 개선법을 찾고 있는 독자분들께 수면 문제를 해결하는 데 도움이 될 수 있기를 바란다. 불면증으로 인한 피해들과 원리를 담기보다는 본인이 문제를 찾고 원인을 알게 하여 스스로 개선하고 해결할 방법들을 쉽게 설명하기 위해 노력하였다. 또한 몸과 마음의 상태가 건강해야 수면의 문제도 해결될 수 있기 때문에 서두에 건강과 관련된 부분을 간단하게 담아 신체의 유기적인 관계에 대해 이해를 돕도록 하였다.

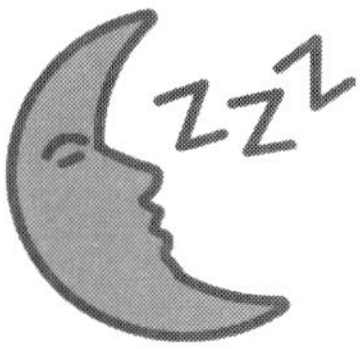

불면증은 단순한 수면부족 뿐만 아니라 복합적인 요인이 작용하여 발생할 수 있는 문제이기에 근원적인 문제 해결이 쉽지 않은 부분이 있지만, 다양한 불면증 개선 방법들을 모아, 더욱 쉽게 이해하고 일상에서 스스로 적용이 가능할 수 있도록 구성하였다. 또한, 단순히 증상만 해소하는 것보다는 약물의 의존도를 줄일 수 있도록 더 깊이 있는 방법으로 적극적인 자연치유력을 향상시키는 높은 차원의 뇌 활용법도 포함되어 있다.

자연요법 불면증 치유 프로그램 요지

1. 자신의 문제를 스스로 볼 수 있게 한다.
2. 수면을 위한 잡생각을 줄어들게 한다.
3. 수면 비법을 스스로 실천할 수 있도록 한다.
4. 개선 효과를 얻게 된다.
5. 반복 학습으로 뇌활용 능력을 배양시킨다.

위와 같은 내용을 기다리는 분들에게 삶의 빛과 소금이 되어 지난 고통의 시간은 다 잊어버리고, 새로운 아침 새로운 마음과 환한 미소로 희망과 함께 기상하기 바라는 마음으로 '불면증, 잠꾸러기

프롤로그

가 되는 비법'을 출간하게 되었으며 다양한 방법이 독자분들의 일상과 건강에 도움이 되길 바라며 결코 소홀할 수 없는 수면에 대한 새로운 시각이 열리게 되는 계기가 될 것이라 생각 한다.

끝으로 본 책은 불면증에 대한 전체적인 이해를 돕는 부분과 실용적인 해결책들을 다양하게 포함하여 실행할 수 있는 꿀잠의 비법을 담아 그동안 불면의 시간을 보낸 이들에게 획기적인 개선 방법이 될 것이다. 그래서 불면의 고충에서 벗어나 움츠렸던 가슴을 펴게 하는 생명현상들이 회복되고 일상에서 본인의 의도대로 수면에 빠져들게 하는 최적의 지침서로서 약물에 의존하지 않고 스스로 자연치유력을 발휘하는 방법의 양면성이 함께 개선되도록 하였다. 부디 자연요법 불면증 치유 프로그램을 접한 이후부터는 필자가 불면증의 고충에서 스스로 빠져나온 것처럼 독자 분들도 스스로 수면을 개선하고 보편적인 생활로 회귀 되는 계기가 되길 바란다.

지은이 김 성 학

목 차

목 차

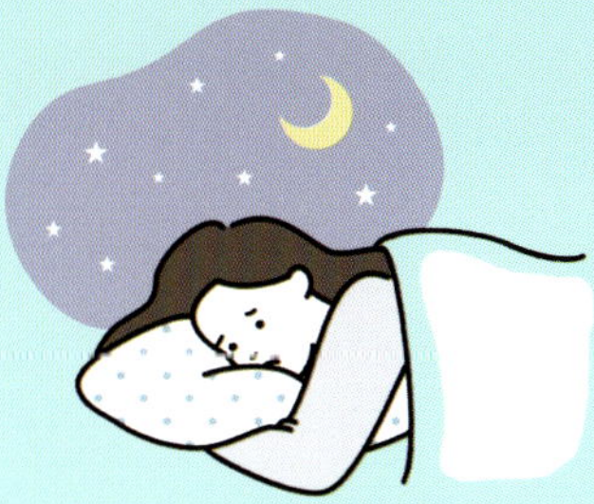

01

수면에 영향을 미치는 기본 관리

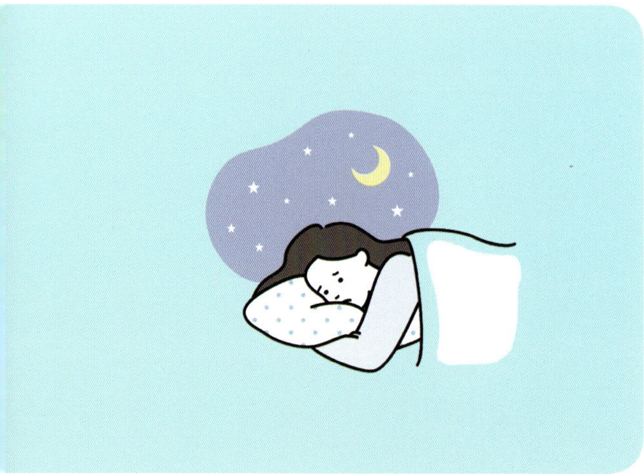

1장

수면에 영향을 미치는 기본 관리

건강을 지키는 건강한 세포

인간의 수명은 120살까지 사는 것이 정상수명이라고 한다. 그러나 여러 가지 질병이나 사고 내지는 자살 등으로 평균 연령이 이에 못 미치고 있다. KOSIS(국가통계포털) 자료에 따르면 2020년 기준 기대수명은 평균 83.5세(남성 80.5세, 여성 86.5세)로 나타나고 있는데, 이렇게 보편적으로 사는 동안 인간들의 잠자는 시간이 수명의 삼분의 일(하루 평균 8시간)을 차지하는 걸 보면, 우리 인생에서 수면이 얼마나 중요한지를 보여주는 일면이라 할 수 있다.

갓난아이의 경우 대사 작용이 활발하게 이루어지는 시기이기 때문에 일생에서 가장 많은 잠을 자게 되는데 이런 수면시간 덕분에 체내 세포들은 더욱 활발하게 분열되고 성장하게 된다. 그런데 왜 어른이 되어가면서 수면시간이 줄어들고 심지어는 불면증으로 고통을 호소하게 되는 것일까? 그래서 수면이 인체에 미치는 영향 등을 알기 위해 몸과 마음에 기본이 되는 인간의 생명력과 건강에 대한 문제들을 간략하게 살펴보고 들어가도록 하자.

건강의 개념을 세계보건기구(WHO)의 발표한 자료에 따르면 "건강이란 질병이 없고, 허약하지 않을 뿐만 아니라 육체적·정신적·사회적 및 영적으로 완전한 상태를 말한다."라고 발표했다가 최근 영적인 부분은 삭제하게 되었으며, 이러한 모든 것들이 조화롭고 완전한 상태일 때 "진정한 건강인이다."라고 발표하였다. 이 자료를 근거로 하여 보면 현대인 중에는 스스로 건강인이라고 자부할 수 있는 사람은 그리 많지 않겠다는 생각이 든다.

건강은 타고난 것도 있지만 살아가는 동안 스스로 건강관리를 어떻게 하느냐에 따라 개별적으로 많은 차이가 발생하게 된다. 물론 부모로부터 우수한 유전자를 받았거나 주변 환경에 아무런 문제 없이 곱게만 살아가는 사람도 있을 것이며, 또한 일상에서 건강의 끈을 놓치지 않으려고 정기적으로 꾸준한 검진도 받으며 균형 잡힌 식습관과 다양한 운동요법 등을 열심히 실천하며 건강관리를 하거나, 건강을 위하여 철저한 금연·금주를 지키면서 요즘에 관심도가 높은 문제가 되고 있는 체지방과 근육량 등 BMI(체질량지수)의 균형도 잘 맞추면서 편안하고 안정적인 심리상태를 유지하며 살아가는 사람도 있을 것이다. 그렇게 다양한 관리를 한다고 하더라도 가장 기본이 되는 충분한 수면시간을 갖지 못한다면 과연 진정으로 건강한 사람이라고 말할 수 있을 것인가 하는 의제가 남는다.

문화가 다변화되어 가면 갈수록 젊은 층의 생산성 인구가 줄어들고 있고 자연과 하나 되는 시간이 줄어들 뿐만 아니라 인간 간의 교류하는 생활보다는 SNS에 소비하는 시간이 수면시간을 넘어서고 있어서, 뇌파에도 적지 않는 영향을 미칠 것을 생각할 수 있으며, 기초적인 건강생활이 우리에게 얼마나 중요한지 다시 한번 인식해야 될 때라고 여겨진다. 비단 젊은 사람들에게만 해당되는 것이 아니라 모든 사람이 성별과 연령을 구분하지 않고 대부분 손에 스마트폰을 들여다보며 생활하고 있다. 공부하는 것은 물론이고 사고팔고 하는 것까지 손안에서 해결하는 사회가 되다 보니 정신적인 작용에도 많은 문제가 있을 거라 생각하게 된다.

건강의 기본이 되는 인간의 몸은 참으로 다양한 요소들로 구성되어 있다. 그 요소들을 크게 나누면 몸과 마음으로 구분할 수 있으며, 그러한 구성을 컴퓨터에 비교하여 예를 들어 본다면 몸은 하드웨어적인(보이는 것) 기능인 것이라 표현할 수 있으며, 마음은 소프트웨어적인(보이지 않는 것) 기능이라 표현할 수 있는데 이 두 요소는 불가분의 관계여서 어느 한쪽이 무너지면 양쪽 모두가 불편한 상태가 된다. 둘이면서 하나이며 형태를 달리하여 서로 유기적인 관계를 유지해 나가며 하나로 움직이고 있음을 보여주는 일면이라 할 수 있다.

이러한 것들은 보이는 물질과 보이지 않는 에너지의 조화이며 보이지 않는다고 존재하지 않는 것은 아니다. 인간의 육안으로 보이는 물질이 있는가 하면, 보이지 않는 에너지가 존재하며 끊임없이 생명현상이 흐르고 있다. 보이는 육체를 위해서는 보이는 물질을 섭취하여야 하며, 보이지 않는 구성 에너지는 광·음·파(光·音·波)의 형태로 존재하며 무수히 변화를 반복하는 빛과 소리와 다양한 파장과 진동을 이루어 조화를 부린다.

몸을 구성하고 있는 이런 다른 형태의 두 가지의 요소가 모두 건강해야 하며 또한 진정한 건강을 대변할 수 있는 균형이 유지되어야 한다. 이처럼 건강함이라 하는 것은 바르게 생각하고, 바른 행동과 바른 생활을 할 수 있는 주체로서 건강의 기본이 되는 항상성을 유지하고 자연에 거스르지 않는 에너지의 연결과 흐름이 있을 때라야 가능하다. 건강의 개념은 본질의 상태를 잘 지키고 성장하는 것을 포함한다. 보이는 것과 보이지 않는 것은 둘이면서 하나로서 서로 음과 양으로 도움을 주고받고 있으며, 이런 작용은 마치 파도가 일렁이며 보이는 것과 보이지 않는 공중의 에너지의 밀도가 서로 밀고 당기고 하는 것처럼 이런 현상이 생명을 유지시키는 건강함의 실체가 된다.

생명은 육체가 있고 마음이 있으며 그 둘의 사이에는 호흡이 있다. 이 셋의 조화가 생명으로 살아있다는 것인데 이 셋을 느끼고 지키고 있는 것이 있다. 그것은 바로 우리 몸의 신경이다. 신경이 보고, 듣고, 촉감을 통하며 알아차리는 것이다. 호흡에 집중한다는 것은 신경을 쓰고 있다는 것이며, 바름과 틀림을 바로잡는 것 또한 신경이다. 육안으로 보이는 신체가 있고 느껴지고 알아차려지는 마음이 있으며 이 둘을 연결하는 것도 신경이다. 불면증을 이해하는 것도 이런 것들의 상관관계들을 잘 알고 시작하는 것이 정보처리를 하는 데 도움이 되겠다고 생각이 들어, 서두에 간단하게 인식시키며 넘어가게 되었다.

모든 살아있는 생명은 에너지체로 되어 있으며 크기와 형태가 제각기 다르고 뇌의 장치에 따라 여러 환경에서 적응하며 살아가게 되는데, 언제나 생명의 에너지들이 변화무상함 속에 생성되고 소멸되는 과정을 겪으며 생명으로 태어나서 성장과 진화의 과정을 겪은 후 생명력을 다하고 나면 에너지체로 되어있던 형태는 해체되고 소멸되어 사라지는데, 이런 과정을 거치면서 모든 에너지는 다시 본래의 광·음·파(光音波)의 자리로 돌아가게 된다. 즉 보이는 세계에서 보이지 않는 세계로 돌아가게 되는 것이 에너지 법칙이다. 불가에서는 이런 과정을 풍광수토(風光水土)로 나누어진다고 한다.

땅에 뿌리를 두고 있는 식물을 제외하고 움직이는 모든 생명체는 뇌가 있으며, 또한 태어나서 죽는 순간까지 몸체를 유지하는 영양분을 섭취하며 생명을 연장해 나간다. 공중의 보이지 않는 에너지들은 코로 들어와 몸의 세포에 쓰이고 비중력으로 다시 공중의 본래의 자리로 돌아가고, 땅에서 나온 보이는 에너지는 입으로 들어와 중력을 받으며 항문으로 배출되어 다시 본래의 자리 땅으로 돌아가는 사이클을 반복한다.

공기를 에너지원으로 사용하는 호흡계가 있는가 하면, 땅에서 나는 에너지원을 받아들이는 소화기계가 있어, 이렇게 흡수된 에너지는 대사 과정을 거쳐 근육과 골격 등으로 전달시키는 순환과정이 이어진다. 순환이 끝나면 다시 소변과 대변으로 분리되어 땅으로 돌아가는 배설 과정이 이어지며, 이렇게 에너지는 몸 안에서 또는 몸 밖에서 끝없이 순환을 계속하며 인간과 우주가 하나 되어 조화로울 때 건강한 몸의 상태가 유지되고 개체로서 살아갈 수 있게 된다.

형상의 시작은 마음이다

인간의 신체 안에는 보이는 육이 있고 보이지 않는 마음이 있는데, 마음은 끝없는 것이라 할 수 있으며 오직 사람에게만이 존재하며, 보이는 현상에서 일어나는 작용의 본바탕을 마음이라고 말한다. 마음의 본바탕 위에서 오만가지의 생각이 일어나며 생각에 따라 여러 감정이 드러나며 그런 감정에 따라 행불행이 결정되기도 한다. 그러나 그런 감정들은 화학물질에 의해 나타나는 일시적인 현상에 불과하며 그 현상은 곧 사라지는 허망한 것들이다. 어떤 물질은 가슴을 조여 오며 고통을 느끼게 할 때도 있다.

심리는 다양하게 나타나는 감정들을 어떻게 대응하고 적절하게 처리할 것인가의 문제이다. 마음이 "불편하다." "편하다." 하는 것은 근원적인 '0'(제로)의 상태 위에 무엇인가가 얹어져 있는 상태인 것이다. 마음의 본바탕 '0'(제로)의 상태를 방해하는 그 무언가를 내리게 하여 본래의 상태로 되돌아가게 되면 "언제 그랬느냐?" 라는 듯 편안한 상태로 회복되어 불편함을 느끼지 않게 된다. 즉, 다시 말하면 편한 상태가 본래의 상태이며 무언가가 올려져 있는 상태가 되면 불편함을 느끼게 된다. 이것은 "불편하다." 라는 새로운 것이 생겨난 것이다.

마음은 생각과 감정들이 드나드는 것으로 본바탕은 변하지 않고 그 자리에 항상 있는 것이다. 즉 모든 것의 근본 자리이며 그 이상도 그 이하도 아니라는 것이다. 일어나는 모든 것은 생각 작용에 따라 변화무상함을 체험하게 된다. 현상은 나타나는 것이며 생겨난 것은 또한 곧 사라질 수 있음을 의미한다.

마음이 불편한 것은 안 좋은 생각 때문에 일어나는 현상으로 화학적 반응이 일어났다는 증거이며, 평화로운 상태라는 것은 외부적인 물질의 자극이 없고 충돌될 만한 정보가 없었다는 것이다. 똑같은 정보라도 사람에 따라 자극의 크기가 다르며, 하나의 정보를 큰 자극으로 받는 사람이 있는가 하면, 아무런 자극을 받지 않는 사람이 있는데 이런 자극을 받고 안 받고와 크기의 차이는 그 사람이 정보를 받아들이는 패턴과 관념 때문에 차이가 발생한다. 이런 현상은 각자의 스트레스 지수와도 상관관계가 있다.

그런 차이의 발생 원인은 뇌에 형성되어 있는 시냅스 작용인데 뇌에 형성되어 있는 시냅스가 저항하면 불편한 화학물질이 분비되고, 저항이 일어나지 않는다면 아무런 화학적 반응이 일어나지 않기 때문에 각자의 느껴지는 감정이나 반응 등이 각기 다르게 나타나기도 하지만, 뇌에 자극이 없는 것은 의미가 없으므로 판단하여 기억처리에서도 그냥 휘발성이 되어 사라지기 때문에 저장되지 않는 경우가 많다.

몸과 마음은 자연에서 나서 자연으로 돌아가는 것이 우주의 법칙이고 순환의 이치이다. 자연에서 온 생명은 자연을 떠나 살 수 없고,

물을 마시고 햇볕을 쪼이며 땅을 밟고, 땅과 바다에서 나는 음식들을 먹고 공기 중에 산소, 질소 등을 들이마시면서, 안팎이 자연 속에서 생명을 유지해 나가고 있다. 생명은 자연법칙에 따라 스스로 태어나게 되지만 그 연속성은 남(+)과 여(−)가 합일하여 후대를 생산하게 되고, 대를 잇고 수억 년 동안 인류를 이어오고 있다. 이렇게 생명들은 육지와 바다에서 나고 자라는 자연의 에너지를 섭생하며 끝없는 변화 속에 살아가게 되는 것이다.

뇌의 속성은 끝없는 창조이다. 같은 것을 계속 반복하게 되면 감각신경이 대응에 나서지 않기 때문에 느슨해지고 약화되며 새로운 자극이 없으면 지루함을 느끼게 된다. 뇌신경은 새로운 것에 반응하고 대응하며 새로운 것을 창조하는 데 도움을 주려고 한다. 무엇을 원하든 그것을 이루어 내려고 한다. 뇌는 좋은 것, 나쁜 것을 구분하지 못한다. 다만 뇌의 주인이 생각하는 대로 인식하고 느끼는 대로 그것을 이루어 낼 뿐이다. 뇌를 사용하고 작동시키는 것은 오로지 뇌 주인의 몫이다. 원하는 것을 이루고자 한다면 조금씩이라도 꾸준하게 반복했을 때라야 뇌세포에 크랩이 형성되어 에너지를 형상화 시켜나간다.

어떻게 뇌를 잘 활용할 것인가 하는 것은 전적으로 뇌 관리자의 책임이다. 뇌신경을 좋게 하는 것도, 뇌신경을 나쁘게 하는 것도 관리자가 선택하고 결과를 창출하는 것이다. 작은 마음으로 이기심을 발동시키는 뇌가 있고, 큰마음을 내어 너도 좋고, 나도 좋은 서로가 좋은 윈윈(win win)하는 생산성을 발휘하는 뇌 관리자도 있다. 작은 마음과 큰마음의 차이는 에너지 레벨이 달라진다. 에너지는 모두 같지 않다. 공존을 먼저 생각하는 뇌는 본인의 뇌 환경이 조화를 먼저 생각하기 때문에 포괄적이고 평화의 호르몬이 상시 분출되고 있어 이타심을 발휘할 수밖에 없게 된다.

현대사회는 물질이 주도하고 있고 이런 생활이 만성화되다보니 대부분이 물질 만능에 빠지는 구도로 되어가는 사회를 살아가고 있다. 이런 현상 중 한 가지로 현대인들의 자세(몸의 균형)를 살펴보면 젊은 층일수록 상경추(두부와 목을 이어주는 목뼈)가 많이 고장이 난다. 자연스러운 상태가 아닌 부자연스럽고 불편한 상태라고 할 수 있을 정도로 본연의 모습을 놓고, 물질을 따라가다 보면 몸을 움직여 힘들게 하는 일보다는 두뇌 사용량을 늘려가며 수익성을 따지게 되고, 그렇게 고소득이 우선순위가 될 정도로 몰입의 시간을 보내게 되는 경우가 많다. 불균형은 불균형으로 이어지는 이치가 되어 고수익을 향한 간절한 마음은 온몸의 신경을 사용하여 이루려고 노력하고 있어 본연의 마음을 가리는 현상이 두드러지게 된다. 욕망이 마음을 가리게 되면 보이는 것보다 이루고자 하는 것이 1순위의 자리를 차지하게 되어 그 열망이 몸을 망가지게 만들고 있다는 사실을 까마득히 모른 체 젊은 층에서 이렇게 상경추는 어긋나기 시작한다.

바쁠 때일수록 돌아가라는 말처럼 한곳에 몰입되어 가는 현대는 인간 본연의 모습을 되찾고, 물질보다는 근원의 생명력에 가치를 찾고 작은 이기심에서 벗어나 모두를 아우르는 전체의식으로 진화될 수 있는 이타심이 필요할 때이다. 본질에서 벗어나면 본래의 마음은 양심이기 때문에 몸과 마음은 아프게 되어 있고 불편한 상태를 항상 체험하게 된다. 마음을 알아가지 못하고 살아간다면 나이 들어 알아차림이 둔화되고 퇴화하여 근원으로 돌아가는데 어려움이 따를 수 있다.

상대적인 행복은 한순간이다. 어떻게 하면 더 큰 의식으로 진화하여 인류를 생각하고 전체를 생각하는 인간다움의 가치를 찾을 것인가가 우선시되어야 하며, 현실에서 보이는 이득보다는 전체를 아우르는 큰 가치에 의미를 두어, 욕망이 본성의 자리를 가리지 않도록 노심초사 생명의 근원을 깨우는데, 온 신경을 써야 할 것이다. 그렇게 되었을 때 진정한 건강을 되찾게 되고 오래도록 건강한 상태를 유지하게 될 것이며, 보이는 물질세계보다는 보이지 않는 마음이 형상을 만들기 때문에 더 많은 변화를 가져올 수 있다. 보편적인 가치를 함께 나누며 진정한 행복의 밑거름이 되는 것을 알게 될 때 비로써 욕망을 놓게 되고 본연의 마음을 바라보며 바른 삶의 지표를 세우게 되어 더 나은 삶의 세계관이 펼쳐지게 된다.

고귀한 생명이라는 것

인간이 생명으로 지구별에 태어나 성장하고, 늙고, 병들어 사망하게 되는 과정을 일생이라 한다. 이런 인간이 생명을 다하게 되면 육체를 이루고 있던 에너지 바디는 흩어지고 다시 근원의 자리로 돌아가게 되는 과정이 있는데, 모든 생명체는 다 동일한 과정을 겪으며 변화가 이루어진다. 인간이 위대하고 고귀한 것은 육체 넘어에 인식할 수 있는 영혼이 있다는 것이다. 그 영혼은 보이지도 만져지지도 않지만, 영감이 뛰어나고 감각이 예민한 신경이 살아있다면 빛으로 존재함을 인식할 수도 있을 것이다.

이처럼 생명력을 이루고 있었던 것은 보이는 물질과 보이지 않는 에너지의 복합체로 구성된 것이 생명의 가치이며, 이러한 것들은 그 생명을 다하게 되는 순간부터 흩어지는데, 본연의 마음자리와 본연의 몸 자리가 있어 새로운 변화를 위한 순간 몸과 마음은 "혼비백산(魂飛魄散)"의 과정으로 흩어지게 되어 원래의 근원의 자리로 돌아가는 회귀 과정에서 둘로 분리된다. 혼(마음)은 밝은 곳을 향해 비상하고, 백(몸)은 흙과 물과 바람으로 흩어져 새로운 변화를 맞는다.

인간의 생명은 에너지체로 살아가는데 잘 살면 120년 사는 것이 정상 수명이라고 한다. 이렇게 정상 수명을 다하며 사는 동안 태어날 때 가지고 온 선천적인 기질이 있고, 후천적으로 학습되어 만들어진 것들이 모여 하나의 인격체를 만들어 가며, 이것들이 모여 자신을 지키는 중심 가치가 되는 관념이 만들어지고, 그 틀대로 옳고 그름을 판단하며 아무리 잘 산다고 하여도 어느 순간이 되면 모든 사람은 다 사라지게 되며 무엇 하나 남는 것 없는 허망한 것이 인생이다. 이렇게 주위에서 사라져가는 모습들을 지켜보면서도 막상 본인의 변화는 전혀 예상하거나 상상하지 못하고 살아가는데, 마치 영원히 죽음을 맞이하지 않을 것이라는 큰 착각 속에서 살아가고 있는지도 모른다.

이런 변화 속에서 살아가는 인간은 신생아의 순수한 영혼을 끝까지 지키고 유지하며 살아가기가 쉽지 않다. 다양한 환경에서 학습되고 체험하기 때문에 각자의 개성보다는 획일화된 모습으로 모방하고 유행을 따라가며 살아가는데, 본질적으로 인간은 생명 사슬로 아우르는 하나이면서 개체이다. 그리고 개체이면서도 함께 공동체를 형성하며 서로에게 영향을 주고 살아가고 있다. 인간이 건강을 유지하는 것도 에너지이며, 행복이라고 느끼는 것도 에너지라는 것을 알게 된다면 삶의 가치관도 달라질 것이다.

일상속에서 여러 사람들이 모여 함께 살다 보면 주위에서 "아이고 힘들다."라는 얘기를 많이 하는 것을 듣게 되는데 무엇이 힘이 드는 것인지 자세히 살펴보면 모든 것은 변화의 과정이고 잠시 잠깐이라는 것도 느끼게 된다. "왜 사람이 고통을 느끼게 되는 것일까?" 이것의 근원을 알게 되면 삶의 방식 또한 많이 달라질 것이다. 이러한 것들에 대한 이치를 설명한다고 이해되는 것은 아니며, 이해될 만큼 뇌 속에 이해를 도울 수 있는 충분한 정보가 있어야 쉽게 고개를 끄덕일 수 있을 것이다. 아프다고 느끼는 것은 신경 작용이며, 몸을 보호하기 위해 온몸에 분포된 무의식 신경이 있기 때문에 나도 모르게 무의식적으로 느끼게 되어 자연스럽게 말로 표현되어 나오게 되는 것이다.

이렇게 우리 몸에 통증 감각이 없다면 인간은 120살까지 생명을 유지하기가 쉽지 않을 것이다. 그러니 신체가 보내주는 통증 신호에 대한 고마움도 알아야 한다. 몸의 통증이 발생하는 것은 대부분 휴식 타임을 알려주는 것이다. 통증이 느껴지면 큰일이라도 난 것처럼 수술대에 오르는 경우를 많이 보게 되는데, 당장 통증을 피하기 위해 여러 가지 방법들을 시도해 보지만 근원적인 문제가 치유되는 경우는 드물다. 또한 정신적인 것에 따른 문제가 발생하게 되는 경우도 마찬가지이다. 혼자 해결할 수 없으니, 전문의를 찾아가 증상치료를 받는 경우가 많은데 주변에서 많이 볼 수 있는 약물들을 살펴보면 신경안정제가 많이 들어 있다. 불면 증상도 마찬가지이다. 당장 불편하다고 하여 이러한 약물에 의존하는 것은 근원적인 치유 방법이 아니라는 것을 생각하게 한다.

우리 신체에 신경이 광범위하게 구석구석 분포되어 있다는 것은 정말 대단한 축복이며 하느님의 사랑이라는 것을 알 수 있는 부분이다. 몸에서 보내오는 통증 신호의 의미를 잘 알아차리어 무조

건 통증을 없애거나 피하려는 방법만 찾을 것이 아니라, 좀 더 여유를 갖고 휴식 시간으로 맞이한다면 자연치유력에 의한 회복 시간이 되어, 몸은 빠른 속도로 좋아지거나 정상으로 회복되어 더 이상 통증 신호를 보내오지 않을 것이다. 통증은 신체의 일부가 지속적으로 과한 사용을 하게 되면 그런 상태를 자제하라는 뜻으로 보내오는 경우가 많기 때문에 그 의미를 받아들이고 통증 신호에 대한 고마움을 알아야 한다.

이렇게 완벽하게 설계된 생명체에 대해 완전함을 알게 된다면 불면증도 마음 상태에 따라 작용하는 자율신경계의 막강한 작용이 따르고 있다는 것을 알아차리고, 적절한 대처를 하는 것이 약으로부터 해방되는 길이 될 것이다. 다만 휴식은 충분한 여유를 갖고 마치 큰 수술 후 장기적인 휴식을 취하듯이 충분한 기간을 두고 휴식 시간을 가질 필요가 있다. 몸의 균형이 깨지고 어긋나게 되면 회복 기간도 그만큼 되돌리는 시간이 필요하게 된다.

반복되는 신호에 따른 병증을 없애기 위해서는 무리가 되지 않는 운동을 병행하면서 섭생으로 조율해 나간다면, 휴식 기간에 세포 또한 재생의 시간이 되어 건강한 상태로 회복시켜 줄 것이다. 대부분의 병증은 몸 안에 내재되어 있는 자연치유력이 부지런히 움직여 본래의 상태로 복원시켜 놓기 때문에, 통증 신호를 받으면 무리되지 않게 몸과 마음의 여유를 찾는 것이 중요하다.

개인의 가치관과 보편적 가치

한 시대의 공동의 공간에 살아간다고 하여도 모두의 가치관은 각자 다르다. 그것은 각자의 성향일 수도 있지만 삶을 살아가는 선택의 결과이기도 하다. 가장 기본이 되는 것은 생명을 안전하게 보호하려는 무의식적 패턴에 따라 정해지는 경우가 많으며, 불안전함을 안전함으로 채워가려는 과정에서 형성되기도 한다. 또한 대부분 개성을 추구하며 일상생활 속에서 가장 많이 접하게 되고 가장 많이 반복하게 되는 것들이 깊어질수록 점진적 가치관이 형성되는 것이다.

어떤 것을 좋아하게 되고 그것을 잘하게 되면서부터 더욱 자신과의 일체화가 되어가며, 많은 의미를 부여하게 되지만 반대로 그것을 싫어하게 되고 그것을 지겨워하고 꼴도 보기 싫어한다면 그것은 그 사람의 가치관이 될 수 없다. 그것을 귀하게 생각하고 그것에 대한 자부심과 결과 값에 대한 자신감을 느끼게 될수록 자존감은 높아지고 높은 가치관이 형성되는 것이다.

그러함으로 인하여 모든 것은 본인의 생각에 따라 가치가 달라진다 할 수 있다. 행복 또한 본인의 선택이며 선택에 의한 것들이 만족스러운 결과가 나오고, 그것들이 모여 가치관이 형성되기도 하는데, 삶은 끊임없는 선택의 연속이고 그 선택의 결과를 스스로 감내하며 나다움을 만들어 가고 드러내게 된다. 나다움으로 살아가는 사람들의 삶은 개성이 되고 확고한 가치관을 두고 살아가는 것을 자유로움이라 이야기하기도 한다.

평소에 내가 어떤 생각을 하느냐는 나의 가치를 결정하게 되고, 선택의 주체자로서 삶의 순간순간을 만들어 가고 있고 좋은 선택은 좋은 결과로써 좋은 기억정보를 입력하게 되고, 모든 것은 에너지 순환 법칙에 따르게 되지만, 다르게 표현한다면 하늘의 뜻에 따르며 매사에 감사하는 마음의 대응력이 가장 높은 보편적 가치라 할 수 있을 것이다.

또한 높은 가치를 만들어 간다는 것은 쉬운 문제가 아니다. 때로는 양보를 선택하여야 할 때가 있고, 때론 선의의 경쟁도 거치며 우리의 삶 속에 모두가 아우러지게 하며 보편적 가치의 생활이 되는 복지를 이루어지게 하는 사회의 주도자로서 선봉자가 될 수 있을 때, 우리는 더 높은 가치를 생각하게 한다. 그러므로 보편적 가치에서 더 선한 영향력으로 정면을 돌파해야 할 때 더 바른 선택이 필요하기도 하다.

물질이 만능이 되고 돈이면 안 되는 것이 없는 세상이 되었다고들 이야기하고 있다. 사람이 하던 일들을 하나둘씩 로봇들이 그 자리들을 메꾸어 가고 있는 시대에 우리의 꿈은 어디를 향해야 하는 것일까? 현실의 세계가 조용해지는 반면, 가상공간의 세계로 의식들이 쏠리게 되는 시대가 되어 이미 이러한 가상공간들을 선점하는 사람들이 있는가 하면 아직 어떻게 흘러가고 있는지도 잘 모르고 살아가는 사람들이 있는데 이런 두 부류 간의 격을 메꿀 수 있는 것은 무엇이 있을까?

어린아이들은 이미 현실 공간에서 흙을 만지며 노는 시간보다 가상 공간으로 의식을 이동하여 손가락으로 버튼 놀이를 하는 생활이 일찍이 시작되었다. 앞으로 자라나는 아이들의 뇌는 현실 세계를 바라보는 시선보다 재미와 흥미의 세계에 빠져 가상공간의 놀이를 주된 활동으로 생활하고 인식하기 때문에, 몸과 마음의 세포들이 성장하면서 인간의 본연의 가치를 잃어버리고 살아가게 되지 않을까 하는 우려심도 느껴진다.

바른 판단을 할 수 없는 어린 나이에 시작되는 이런 의식이동은 진정한 인간의 가치를 알 수 있는 동심은 사라지고 물질이 만들어내는 불확실한 정보들을 체험하게 되어 인간의 존엄성을 잃어버릴 수 있다. 그래서 능동적인 삶보다는 수동적인 생활방식과 성향이 모티브가 되어 지속적으로 다양한 중독적인 충동 욕구에 빠지게 되어 본연의 가치를 잃어버리지 않을까 하는 구태의연적인 노파심이 생긴다.

그리고 이제는 머리 싸매고 공부하지 않아도 인공지능 시스템들을 잘 활용하기만 한다면 원하는 정보는 무한대로 얻어낼 수 있다. 프롬프트를 어떻게 잘 구사하느냐와 얼마나 잘 사용하느냐의 차이

일 뿐이다. 여러 가지 예술적인 부분은 물론이며 이미 논문까지 출력하여 통과되었다는 설이 나온 것을 보면 앞으로의 석박사의 의미도 달라지게 되는 것은 아닌지 모르겠다. 인체도 마찬가지이다. 줄기배양 세포가 수술효력을 능가하고 있고, 무슨 병이든 예측하는 시스템이 도입되어 본인의 미래 상태를 사전에 알아볼 수 있는 생명 공학이 이미 진단을 내리고 있어 건강 상태를 조기에 발견하고 알려주는 초과학의 시대를 살아가게 되었다.

앞으로는 획기적인 신정보가 아니면 책도 사라지지 않을까 생각해 본다. 이미 AI가 인식한 내용이라면 반복해서 출간할 필요가 없고 다양한 정보를 원하는 대로 출력이 가능한 시대가 되었는데 누가 신정보도 아닌 도서를 구매하려고 하겠는가? 그렇다면 작가도 사라지고 선생님도 필요하지 않게 된다면? 사람이 설 자리가 어디가 있을까? 기성세대는 챗GPT를 활용하며 생활하고 있는데 자라나는 젊은 세대들은 지능에 대해서 어떤 생각을 하게 되며, 어떤 방향으로 나아가게 될지 아련한 짐작이 생길 뿐이다.

몸과 정신이 둘이 아니고 하나로 연결되어 있으니 이러한 시대를 살아가는 젊은이들에게 건강의 중요성을 일깨우게 하고 싶고, 쉽지 않지만, 일상생활 속에서 건강한 생활을 실천할 때 건강한 몸과 마음이 형성되어 간다는 점을 스스로 알아차리게 하는 마음을 심어주고 싶다. 건강한 세포가 건강한 바른 생각을 하게 되고 바른 행동을 할 수 있으며 타인을 포용하는 힘도 건강한 세포에서 형성되어 나온다. 건강한 세포가 형성되었을 때 비로소 진정한 행복을 느끼게 된다.

그러나 이렇게 흘러가는 시대적 현상을 누구도 막을 수 없는 것은 물질의 가치가 인간 본성의 가치를 앞서가는 물질만능주의의 결과물들이기 때문이다. 같은 시대를 살아가는 사람들의 뇌파는 비슷하게 다 연결되어 있기에 과거 생활했던 사람들과는 사뭇 다를 것이다. 그러나 인간의 뇌는 이렇게 무궁무진한 능력을 갖추고 있고 4차원 혹은 5차원 그 이상의 차원까지 도달할 수 있는 것이 인간의 뇌의 가치이고 그 가치를 잘 활용하는 것이 중요하며 가장 우선시 되어야 할 보편적 가치이다.

변해가는 현대인들의 뇌

대만의 역사관에 가보면 양귀비의 그 시대 모습을 아름다운 조각들로 최고의 가치를 자랑삼아 올려놓은 것들을 많이 볼 수 있다. 마치 양귀비를 옆에서 보는듯하게 명료하게 조각들을 전시하고 있는데, 현대인들의 눈으로 바라보기에는 “저 얼굴이 어찌 천하일색 미인이 될 수 있었던 것일까?”라고 할 정도로 현대 미인의 모습과는 차이가 있다. 이렇게 시대적인 흐름에 따라 대중적인 관점도 다르다는 것을 느낄 수가 있는 대목이다.

수십 년 전만 해도 마을마다 어린이들이 옹기종기 삼삼오오 모여 구슬치기, 딱지치기, 공치기, 팽이치기, 제기차기, 술래잡기 등등 자연과 함께 동심으로 흙에 닿는 놀이를 즐기며, 또래의 공감대를 형성하며 동무가 되고 친구가 되어 어울리고 지내면서 함께하는 친구가 조금 모자라도 분별하지 않고 같이 나누며 성장하였다. 그러나 현대의 친구들 놀이는 과거와는 많이 다르다. 자연과 함께하며 온몸의 감각으로 하는 놀이보다는 여러 SNS 플랫폼을 드나들며 전자파 속에서 빛의 변화를 보면서 각종 게임을 즐기며 성장해 나가고 있다. 또한 학교에서는 왕따 문화가 필연처럼 확대되어 가고 선량한 친구들에게 피해를 주어 치유도 어려울 정도로 상처를 주기도 한다. 그 대상은 가리지 않고 누구나 될 수 있기 때문에 그런 잘못된 따돌림의 피해자가 되지 않으려고 먼저 가해를 선택하는 집단을 형성하여 선동하고 살아남는 방법으로 사건을 모방하기도 한다.

이런 결과들은 성장기의 아이들에게 정상적인 뇌 형성에 장애를 주게 되고, 스스로 "나는 할 수 없다."라는 마법에 걸리게 만드는가 하면, 역으로 공동체 의식은 사라지고 오직 이기적인 욕망의 늪에 빠지게 만들어 간다. 또한 물질과 명예 앞에서는 부모도, 형제도 배제되고 오로지 부를 향한 자신의 이익만을 위해 한계 없는 도전을 하게 되는데 이렇게 사람이 물질을 쫓다 보면 사람 관계는 무너지고, 끝없는 욕망의 늪을 걷게 되다가 어느 순간 채워지지 않는 마음을 느끼게 되면 극심히 찾아드는 외로움을 달래보기 위해 결국은 다양한 중독에 빠져들게 된다.

현대의 문화는 중독도 과거의 형태들과는 사뭇 다르게 나타나고 있다는 것을 볼 수 있다. 과거에는 약물을 복용하여 약의 독성으로 특정 기능장애로 단정 지을 수 있었지만, 현대에는 스마트폰(SNS)의 과다 사용과 쇼핑 등 특정 행위에 지나치게 의존하는 것으로 중독의 의미 전환이 일어나고 있다. 문화가 바뀌면서 이렇게 다변화되는 현대인들에게는 지속적인 뇌 관리가 필요한 시대가 되었다고 볼 수 있는 현상들이다. 과거에 건강에 대한 문제의 우선순위는 '성인병'이라고 분류하였던 것들이 지금은 갈수록 부각 되고 있는 '생활습관병'이라는 문제가 늘어나고 있다. 이런 변화의 의미는 과거에 비해 자연이 담긴 음식을 먹던 것에 비해 배달 음식이 늘어나면서 몸에 안 좋은 것들을 마구 섭취하게 되고, 자연환경 속에서 함께 즐기는 문화보다는 고정된 자세로 지속해 행하는 생활습관이 생기면서 몸의 균형이 무너지고 안 좋은 병으로 이어질 수 있고 관리에도 소홀해질 수 있기 때문에 문제가 된다.

교육 현장에서는 성적 위주로 경쟁을 부추기는 암기와 주입식의 형식을 수용하고 있고, 이런 환경에 적응하는 소수의 학생도 있긴 하지만 대다수 학생은 내실보다는 외향적인 것에 치중하며 살아가는 경우가 갈수록 많아지고 있다. 이러한 환경이 도파민이 부족한 생활을 강요받게 되는 결과가 된다고 볼 수 있고, 또한 성장기의 중요한 시기에 자아 성찰의 기회가 주어지지 않는 현 교육제도로 청소년기를 보내다 보면 내면을 향하는 성찰보다는 외향적인 겉모습으로 보여주는 것에 치중하게 되어 점점 도파민을 감소시키는 환경이 되어 간다. 그래서 그나마 즐거움을 느낄 수 있는 게임 등에 더 많이 빠져들게 된다.

이렇게 중독도 날이 갈수록 다양화 되어가고 있고 또한 나이를 가리지 않고 일어나고 있다. 예를 들자면 알코올, 니코틴, 게임, 성, 마약 등등 이런 것들을 통해 무의식적인 생활 보상심리로 이어지는 것으로 보여지며, 이런 생활이 지속되다 보면 본인도 모르게 중독으로 이어질 수 있고, 이러한 현상들은 뇌 관리 부재의 문제에 기인될 수 있으며, 이러한 것들을 현대의학에서는 생활습관병으로 분류하기도 하고 현대의 생활 속에서 즐김의 결핍으로 이어지는 일종의 '보상결핍증후증'으로 분류시키기도 한다.

자아 성찰이 결핍되기 쉬운 현대생활 속에서 도파민의 감소 현상으로 이어지다 보니, 청소년기의 적절한 방법으로 해결되지 않은 문제들이 최근 다양한 형태로 발생하고 있는 불안 심리로 이어지며 산만함과 충동적인 욕구 또는 분노조절 장애 등이 대두되어 현대사회의 큰 이슈의 문제로 이어지기도 한다. 앞에서 자세하게 다루었던 호르몬이 사회적인 문제가 될 수 있듯이 도파민 분비가 감소되어가는 현대인들은 자연과 동떨어져 생활하는 환경에서 본연이 결여되기 쉬운 문제로 이어질 수 있다는 것이다.

매일 급변하는 새로운 정보를 빠르게 얻으려는 치열한 경쟁의 사회이다 보니 신체의 움직임은 갈수록 줄어들고, 정보수집에 몰입하게 되어 부동적인 자세로 원하는 만큼 뇌는 과부하 상태가 되어 여유가 사라지고 도파민 부족이 계속되는 다양한 정보 시대의 양면성의 하나인 주식이나 도박성 투자 등 복잡함에서 오는 불안심리가 많이 증가하는 면이 있다. 또한 마음을 유혹하는 플랫폼들은 더욱 다양화 되어 현혹하고 호기심으로 시작되는 특정 행위들 또한 빠져드는 경향이 더욱 증가하게 되고, 이런 불확실한 환경은 도파민의 결핍을 초래하게 하는 급변하는 환경이 여러 가지 문제로 이어지고 있다.

물질보다 행위 중독이 많은 원인은 도파민의 결핍에서 오는 것으로 급증되어 가는데, 이런 현상이 나타나는 것을 예를 들어보면 먹을 것이 필요할 경우 손안에서 즉각적으로 해결되는 등 머리를 쓰지 않고 바로 해결되는 것들이 젊은 층에 간단함과 편리함이 행위

중독으로 이어지는 것이다. 이렇게 가장 많은 중독성이 보이는 것으로 게임, SNS, 쇼핑 외에도 여러 방식으로 나누어지고 더욱 다양화 되어가고 있다. 그래서 이런 간단한 터치 방식의 행동은 즉각적인 만족을 주는 것들이 결과적으로는 빠른 대응과 복잡함을 해결하는 행위가 되므로, 자꾸만 집착하게 해서 그 단순성이 오히려 행위중독으로 이끌어 가게 만드는 요인이 되고 있으며, 새로운 것 좋은 것 등을 가질 수 있게 하는 기대감에 현대인들은 현실보다는 상상적 미래에 더 관심을 두고 반응하게 되어가는 것을 볼 수 있다.

더 새롭고 더 강인함에 매료되는 것을 방지하려면 자아 성찰에 눈을 뜨게 하고 본연의 가치관을 찾게 하여, 순간적인 도취감에 익숙해지더라도 인간 본연으로 얻을 수 있는 행복과 평화의 물질 분비를 위해 행위의 집착이 현상만을 쫓는 것에서 벗어나, 현실을 느끼고 즐길 수 있는 계도와 현재에 바람직한 취미생활이나 예술 등을 통해 창조력을 발휘하는 것이 필요하다고 할 수 있다. 순간적인 쾌락에 속결되어 오는 것들이 좋아 그러한 작은 계기가 중독으로 이어지는 것이다. 욕망과 현상만을 쫓는 것에서 해방되기 위해서는 메마른 삶의 형태와 요인들을 보안하고 개선하여 몸과 마음이 건전한 방식으로 경제를 이어갈 수 있는 중앙적인 차원의 제도가 필요하며, 도파민 부족으로 오는 행위 중독을 예방할 수 있는 대안들이 요구될 만큼 현재는 중독 증상으로 이어지는 사회적 기능이 장기적 시행 결여이기도 하며 이런 형태는 현대인들의 대다수 병적인 중독 상태라고 볼 수 있다.

이런 중독 현상이 오직 성취하고자 하는 목표에만 매달리게 되는 현대인이 이제는 물질보다 어떤 행위라는 것이 오히려 더 안전하다고 착각하는 경향으로 인하여 올 수 있기 때문이며, 대부분 스스로 한 행동은 쉽게 조절이 가능할 거라 생각하는데서 비롯된다. 수익화의 일선에서는 뇌를 현혹하고 좋아하는 것에 빠지기 쉬운 유해 환경들이 매우 다양하게 차지하고 있어서 청소년들을 보호하기에 매우 취약한 실정이라 할 수 있다. 또한 일확천금을 꿈꾸는 높은 목표와 허황한 욕심들을 조금 자제하기는 쉽지 않지만 노력으로 얻을 수 있는 가능한 목표를 설정하여 차근차근 한 발짝씩 나아가려는 생활계획을 세워 하나씩 실천해 나갈 때, 다량으로 얻을 수 있는 도파민을 잘 활용하는 방법들이 꾸준함의 결과로 얻을 수 있을 것이다.

결국엔 우리들의 궁극적인 목표는 뇌 건강관리라고 할 수 있다. 그러기 위해서는 앞에 설명한 과정들이 도파민을 관리하고 뇌 건강을 지키는 것이며, 그러기 위해서는 무엇보다 수면시간에 중요성을 인식하고 수면시간을 잘 지켜 나가야 할 것이다. 평소에 수면을 취해야 하는 시간은 청소년은 9시간 정도, 성인은 8시간 정도의 수면시간이 필요하다는 보고가 있는데, 적당히 자도 피곤하지 않은 사람도 있겠지만 뇌를 정리하고 기억 처리하는 과정에서 이 정도의 시간을 확보하는 것이 좋을 것이다. 보통 5~6시간 정도만 자도 피로를 푸는 수면이 될 수는 있지만, 뇌의 정보처리가 덜되면 피로 또한 누적될 수 있고 나중에는 기억력 저하라든지 이런 문제로 이어질 수 있기 때문에 규칙적인 생활을 하는 것이 뇌 건강을 지키는데 매우 중요한 사항이 된다는 것을 알고 일상생활을 적절히 조율해 나가는 것이 좋다.

위와 같이 규칙적인 생활을 하는 것은 뇌에 시그널을 주게 되는 것이며, 몸 안에 바이오리듬을 유지시키는 데도 큰 도움을 준다. 이렇게 쉬지 않고 뇌를 혹사하는 행위인 중독과 스마트폰 과다 사용하는 이런 것들은 뇌의 피로를 누적시키고, 본인도 모르게 잦아드는 중독 행위들을 스스로 느끼면서 너무 많이 거기에 빠져 있지 않은지 노심초사하는 마음으로 스스로 관리하며 규칙적인 생활을 지켜나가길 바란다.

나의 욕망이 나의 현상을 만든다

사람은 본질적인 욕구가 있다. 초등학교 교과서에서 의식주를 처음 배웠던 것처럼 지금 생각해 보면 이것이 인간의 기본욕구였다는 것을 알게 해주는 대목들이었다. 남들이 입지 않는 고급스럽고 아름다운 옷을 입고 싶은 욕망과 몸에 좋은 것들을 찾아다니며 배를 채우는 미식가들이 늘어나는 것들을 보면, 먹는 기쁨 등의 외적인 충만함이 얼마나 크게 차지하고 있는지 알 수 있다. 갈수록 미각을 자극하고 입맛을 당기게 하는 맛집들이 성행하는 것도 이러한 욕구를 자극하게 하며, 경기가 안 좋다고 하더라도 각자의 의식주의 크기는 점점 늘어가고 있는 것 같다. 뷰 좋고 더 큰 집을 선호하고, 더 잘 먹고, 고급 자동차를 소유하고 싶은 욕망이 없는 사람이 과연 몇이나 될까?

스트레스의 연속생활 속에서 이완을 위한 생활을 추구하게 되어 우연하게 뇌교육(BR)에 대해서 공부 할 기회가 있어 그 공부를 하면서 알게 되었는데, 인간의 진정한 욕구는 3가지가 있다는 것이었다.

첫째 인정에 대한 욕구
둘째 안정에 대한 욕구
셋째 지배에 대한 욕구

이런 근원적인 욕구가 있다는 것을 알게 되었으며 우리의 뇌에 이런 속성이 있다는 것을 알고 난 이후부터 그 욕구를 바라볼 수 있는 눈이 생겼다. 근원적인 욕구는 무의식적으로 생명을 보호하고 안정을 도모하기 위해 필요한 것이지만 상황이 안 좋다 보면 그 욕구가 지나치게 커지기 때문에 문제가 발생하는 것을 알 수 있다. 물질적인 욕구는 한계를 모르게 하여 여러 가지 사회적 문제까지 대두되는 경우가 많다.

인간이 인성을 잃어버리면 물질에 빠지기 쉽고 물질에 빠지게 되면 욕구는 점점 더 확장되어 이기심이 발동하게 되면서 너와 나의 구분이 확실해지고 경계는 좁아져 간다. 오로지 나만 잘 먹고 잘 살면 되는 의식으로 추락하게 되는데 이렇게 보이지 않는 근원적인 욕구를 어떻게 약화시키는 것인지도 모르고 살아가고 있다. 그러나 이렇게 방치된 낮은 의식은 사회구성원으로서 여러 가지 문제로 이어지게 되며 채워지지 않는 욕구로 인하여 행복은 더 멀어지며 느끼는 기회가 적은 만큼 보상심리로 발동하게 된다.

감정의 밑바닥에는 이런 욕구들이 깔려있어 절대적인 이기심이 일렁이게 되며 손해 보지 않으려고 다툼으로 대항한다. 어디서 그렇게 막강한 힘이 나오는지 아무도 가늠할 수가 없다. 그래서 나라마다 법치를 하고 있고, 수천 가지 법 조항을 만들어도 그것도 부족해서 매일매일 법 조항을 추가해 나가며 바쁘게 돌아가지만 처벌할 수 있는 수만 가지의 법만으로 막을 수 있는 것도 아니다.

매일매일 크고 작은 감정싸움으로 고성은 높아지고 옳고 그름을 판단해 보지만 양쪽 다 자기주장이 강해져 있어 막을 길이 없다. 이럴 때는 감정이 올라와 뇌를 가리게 되어 바른 판단을 내릴 수 없는 상황이 된다. 그것은 감정이 양심을 가려버리기 때문에 나의 주장만 앞세우게 되고 다른 것들을 수용하지 않으려 한다. 그러나 아무리 심한 감정도 시간이 조금 지나가면 끝이 없을 것 같았던 그 언성도 조금씩 수그러들기 시작한다. 그것은 올라왔던 분노의 화학물질이 시간이 지나면서 조금씩 혈관에서 빠져나가 그로 인하여 감정이 약화되어 가는 현상이기도 하다.

사람이 문제가 아니라 감정이 문제이다. 그런데 왜 감정이 생겨나는 것일까? 그것은 위에서 나열하였던 여러 가지 욕구 때문이다. 그런 욕구는 누구에게나 감추어져 있지만 그 감정의 크기나 지속시간에 따라 여러 감정이 드나들게 되는 것이다. 오로지 자신의 입장에서만 대변하려 들고 상대방의 입장은 하나도 생각하지 않게 되고, 평소에 주는 것보다 받는 것에 익숙해져 있으면, 내 것 주는 것은 아깝고 공짜로 받는 것에 대한 기쁨이 솟아오르게 되는 안 좋은 습관이 형성되어 관여할 수가 있다. 바라는 마음이 큰 만큼 원하는 것도 많아지고 원하는 만큼 주어지지 않으면 섭섭한 감정이 잦아들게 되고 그러다 보면 미워하는 마음마저 생겨나게 되어 서로 힘든 상황이 만들어진다.

이렇게 욕망이 앞을 가리게 되면 안 좋은 감정들을 자주 체험하게 되고, 다른 사람의 자유도 내 안에서 억압시키고 내 마음에 맞지 않으면 용서하려 들지도 않게 된다. 그런 것들이 나의 욕구에서 비롯됨을 알지 못한다면 평생 남의 탓을 하며 살아가게 되고 주위에 나 같은 정상인을 만나기가 어렵게 되고, 다 이상한 사람만 많이 만나게 되며 어디를 가더라도 다 똑같은 인간들만 만나게 된다. 또한 내 눈에는 사람들의 문제가 잘도 보인다. 그렇게 각자의 잣대를 두고 살아가게 되니 얼마나 많은 사람이 그 잣대로 말미암아 이상한 사람으로 전락되어 가겠는가….

성당 미사 시간마다 "내 탓이요! 내 탓이요! 내 큰 탓이로소이다!"를 외치는 구절이 있다. 이것의 의미는 다 이런 연유에서 나온 원리이다. 성인들의 깨달음은 모든 이의 마음을 꿰뚫어 보기 때문에 모든 문제의 근원을 내 탓으로 알아차리는 뜻이다. 매일 봉송한다고 깨달아지는 것은 아니지만 입장을 바꾸게 되면 문제가 바르게 보일 수 있을 것이다.

또한 함께 공동체 생활을 하다 보면 반드시 리더가 필요하게 된다. 그것은 질서를 지키기 위한 것이며 구심을 세워 같은 방향으로 가기 위함이기도 하다. 평범함 속에서 리더가 필요할 때가 있고 그 리더는 누구나 가능하며 서로가 역할을 바꾸어 갈 수도 있고 다만 책임감과 배려가 동반되어야 한다. 이럴 때도 지배욕이 지나치게 강렬하면 그 자리를 지키기 위해 목숨을 걸고 싸우게 된다. 그것도 욕망임을 알아야 한다. 구심이 없으면 조직의 역할이 부족해지고 흩어지기 쉬우며 서열을 잡기 위해 잦은 충돌이 발생하며 함께의 의미가 약화된다. 지배의 욕구도 지나치면 희생을 강요하게 되고 약자들을 지나치게 지배하려는 것에 빠져 권력을 누리는 오류에 빠지게 된다.

그래서 이런 욕구들이 한계를 넘어서게 되면 항상 주위가 시끄럽게 되고 이런 상황에 맞닥뜨리게 되는 사람은 스트레스가 유발되어 잦은 병이 찾아들기도 한다. 병은 상처로부터 유발되기도 하지만 이렇게 마음의 병부터 시작되는 경우가 많다. 이런 스트레스 상황은 밤까지 이어질 가능성이 높기 때문에 불면증과 무관하지 않으며 어떤 감정이든지 수면 직전에는 절대적인 방해 인자가 된다.

모든 것을 진정으로 내 탓으로 돌릴 줄 아는 사람은 인성이 회복된 사람이며, 감정 아래에 가라앉아 있는 욕구를 조율할 줄 아는 사람이다. 이런 사람은 어디를 가더라도 좋아하는 사람이 따르게 되고 무슨 사업을 하더라도 잘 될 수 있는 체질이 되어 성공 가능성이 높다고 할 수 있다.

감정을 부추기지 않는 상황은 수면으로 이어지는 평탄함이 되며, 반면에 생겨나는 감정들은 관계 속에서 형성되어 연차적인 심리적인 관련성이 발생한다. 내면 깊숙한 곳에 본성을 가리고 있는 많은 욕구들을 내려놓게 되고, 나의 잣대가 별로 정확하지 않다는 사실을 스스로 알게 된다면 바라는 마음이 줄어들고 이에 따라 섭섭한 감정도 일어나지 않는다. 사랑의 건너편에는 미워하는 마음이 자리 잡고 있고 지나친 욕구는 언제나 외로움을 수반하게 되는 의식이 들떠, 매일 밤을 괴로움으로 몰고 갈 것이다. 편안한 밤을 준비하기 위해서는 나의 내면 깊숙한 근원적인 욕구의 크기를 바라볼 수 있는 심안을 키워나가는 것이 수면으로 가는 좋은 길이 된다.

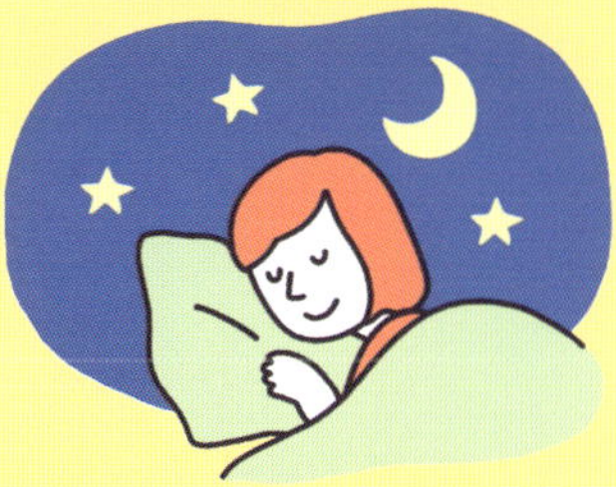

02

수면의 세계

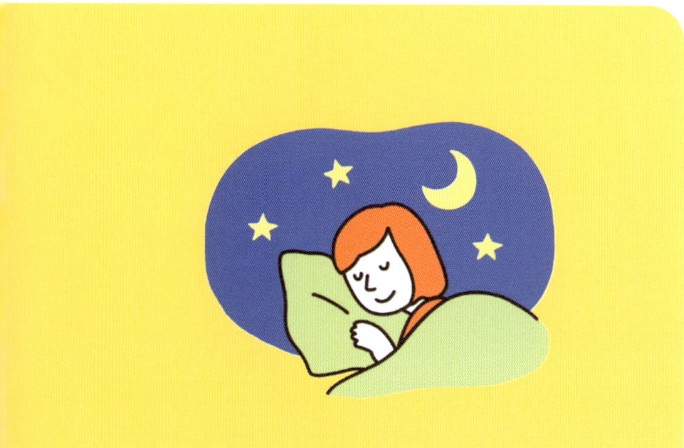

2장 수면의 세계

인간과 수면

삶 속에서는 다양한 사건사고가 많이 발생하는 관계 속에서 함께 살아가고 있다. 어떨 때는 대박 날 때도 있고, 어떨 때는 완전 쫄딱 망하여 생명을 부지하기도 힘들 때도 있다. 어떤 이는 본인이 운영하던 사업이 한순간의 실패로 큰 손해를 보게 되어 그 충격이 너무 커 몸과 마음이 상하게 되었는데, 그 일이 있고 난 이후부터 또 다른 문제가 발생하게 된다. 손해에 대한 수많은 생각과 회생에 대한 고민과 집착, 그리고 좌절감 때문에 심기가 불편할 뿐만 아니라 생각과 집착으로 인하여 한순간도 마음이 편하지 않을 때가 많았다.

그로부터 이어지는 이차적인 문제가 발생한 것을 알게 되었다. 사건은 일어났고 그렇게 지나갔지만 마음의 상흔들이 덕지덕지 남아 평온함은 사라지고, 사업 실패의 아픔이 가시기도 전에 불면의 고통이 시작되어 사건의 고통으로 말미암아 이어지는 수면 부재의 고통이 자리 잡게 되는 것이었다. 물질은 사라졌고 마음의 고충이 불면으로 대변하는 것이 되어버린 것이었다.

불면증의 특성은 스트레스 때문이든 아니면 불규칙한 생활 습관 때문이든 그 원인이 다 해소되었다 하더라도, 한번 시작되면 간단하게 사라지지 않는 속성을 가지고 있다. 밤이 되면 몸과 마음의 편안한 안식의 시간이 되어 낮 동안의 수고로움과 힘들었던 순간들도 다 놓아버리고 오로지 평화로운 안식의 시간을 가져야 하는데, 그 편안함을 느끼기도 전에 이미 불면에 대한 두려움의 시간이 되어버렸다.

그러다 보니 몸은 더 힘들고 지쳐가고 낮 동안의 피로를 밤 시간에 풀어야 하는데도 오히려 의식이 말똥말똥하고 몸의 피로는 더 누적되는 시간이 되어, 평소와 같은 일을 한다고 하더라도 몸은 더 지쳐 저절로 쓰러질 것 같고, 수면 유도법(육체를 지치게 하여 정신도 함께 지치게 하는 방법)들도 시도하여 보았지만, 별다른 효과를 느끼지 못하였다.

마음은 평온이 사라지고 불면을 한번 느끼게 되는 순간부터는 삶의 질은 떨어질 수밖에 없다. 불면은 보이지 않는 것이어서 혼자만의 고통은 누구도 얘기하지 않으면 모르는 것이었고, 낮 동안의 행복은 밤의 고통이 기다리고 있는 것처럼 되기 때문에 많은 부분에 걸쳐서 과거처럼 전부를 누릴 수 없게 된다. 그리고 밤의 고통은 낮까지 이어지는 관계로 남모를 두 배의 고통의 시간을 갖게 된다.

일단은 먼저 모든 방법을 혼자서 시도해 보지만 쉽지 않은 문제임을 스스로 알게 되고, 점점 어려움의 수렁으로 빠져들어가게 되어 수면 지침서에서부터 단잠 잔다는 오만가지의 방법들을 다 동원하여 시행하면서 매일 각성과의 싸움이 시작되며, 하룻밤이라도 푹 자고 싶다는 절박한 마음이 보통 사람들에게는 아무것도 아니겠거늘 불면으로 힘들어하는 사람들에게는 초간단함이 가장 우선시 되는 기대의 염원이 되어버린다.

인생 삼분의 일이 휴식의 시간이 된다면, 수면 부재의 사람들에게는 그 많은 시간이 오히려 가치 없는 잉여의 시간이 되어 차라리 그 시간이 주어지지 않았으면 좋겠다고 생각하게 된다. 어떨 때는 이대로 아침이 되어 일어나 일이라도 하고 싶은 생각을 하게 될 때도 있다. 삶을 행복으로 채워나가리라 다짐했던 허무맹랑한 결과를 체험하면서 삶의 고통을 절실하게 느끼게 되는데, 가장 자연스러운 생리적인 현상을 인위적으로 행하려고 발버둥 쳐 보지만 쉽게 해결되지 않는 시간을 보내게 되면서 오만가지 생각을 하게 된다. 큰일을 앞둔 전날은 더욱더 심각한 상태로 시간을 보내게 된다.

쉽게 해결될 것이라고 생각했던 것들이 빗나가고 아무리 노력해도 되지 않는 어둠의 나락으로 떨어져 밤새 허우적거리다 간신히 막 잠이 든 듯할 때, 이미 맞추어 두었던 알람 소리에 벌떡 일어나 잠을 깨게 된다. 부족함을 보상하기 위해 알람 시간을 최대한 늦은 시간으로 맞추었기 때문에 소리와 함께 일어나지 않으면 지각으로 이어진다. 몸이 가벼워서 벌떡 일어나는 것이 아니라 하는 수 없이 그렇게 일어나야 한다. 그렇게 또 하루가 시작되는 것이다.

당연히 수면의 결과는 다음날 얼굴에 드러나게 되어 동료들은 위안 차 얘기를 건넨다. "피곤하게 보인다!"는 등 늘 나를 더 힘들게 하는 얘기들을 듣게 된다. 세수하다 코 만지는 것보다 더 간단하고 자연스러운 것이 잠인데, 왜 나는 당연함에서 벗어나 그 쉬운 길을 잃어버린 것일까? 어디서부터였는지 되돌려보지만 실마리는 잡히지 않는다. 내가 그 길을 찾지 못한다면 그 누구도 찾아 줄 수 없는 생명현상의 중대한 결핍이 되고 만다.

이렇게 불편함이 자그마하게 시작되다가 이제 좀 벗어날 때도 된 것 같은데 나와의 작별을 고하지 않는다. 얼마나 지났을까? 이제는 지칠 대로 지쳐 노력할 힘조차 없어지게 되고, 신경안정제가 아무런 문제가 없다고 의사는 얘기하지만, 신경을 인위적으로 안정시키는 약물이 왜 문제가 없겠는가…. 그러니 약물에 더 이상 의존할 수도 없고 갈수록 난항을 맞게 된다. 돈과 부귀가 다 소용없는 지경에 이르게 되는 상황까지 밀리고 밀리는 말미의 두려움에서 혼자 해결하지 못하는 부재의 두려움이 나의 가장 큰 문제로 채워지게 된다.

그동안은 학계에서도 그렇다 하는 부재에 대한 확실한 로드맵은 없는 것 같다. 인류의 수면은 단순히 '휴식 시간'으로 여겨왔기 때문에 수면을 연구하는 수면 의학 학자들도 별로 없었고, 1950년대 렘수면 발견으로부터 수면에 대한 본격적인 연구를 시작하게 됐지만, 생명의 기본이 되는 수면의 질이 건강 수준을 결정할 수 있을 정도로 중요한 것이라지만 아직은 인구의 10%라는 문제를 해결할 방도를 제시하지 못하는 실정이다.

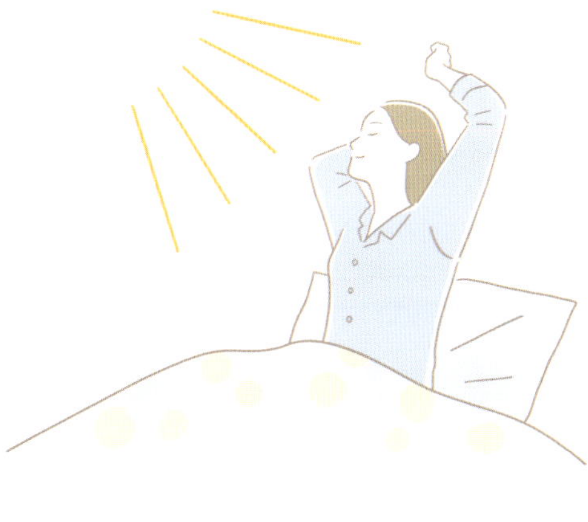

뇌의 호르몬 작용과 수면

뇌에서는 끊임없는 생각 작용이 일어나고 있어 방치하면 쉬는 시간 없이 계속해서 생각이 돌아가게 된다. 또한 어떤 생각을 하게 되든 그 생각에 따라 감정들이 일어나게 되는 데 감정은 느낌일 뿐 실체는 아니다. 단지 분비되는 화학물질에 따라 다르게 나타나기 때문에 그러한 메커니즘을 이해하고 스스로 조율할 수 있는 것 또한 능력이라 할 수 있다. 이어지는 감정처리를 어떻게 할 것인가. 또는 어떻게 이 감정을 빠르게 사라지게 할 것인가는 이미 좋은 방법들이 예시된 경우도 있고, 이미 분비되는 화학물질의 종류와 양에 따라 느껴지는 감정의 정도가 달라지며 수용하고 처리하는 능력에 따라 개인차가 발생한다.

간혹 뉴스에 사귀던 여성의 집에 찾아가 협박 내지는 잔혹한 일을 저지른 보도를 듣거나 보게 될 때가 있는데, 이런 큰 사건들은 호르몬 작용에 의한 작은 시작이 큰 범죄까지 이어진다는 것을 알 수 있는 문제들이다. 평소 생활에서 느끼지 못했던 짜릿함의 감정을 자주 느끼던 사람에게는 큰 상처가 되지 않지만, 모처럼 한 사람을 통해서 그 짜릿함의 감정을 느끼게 된다면 그 강력한 유혹의 힘은 누구도 막을 길이 없는 것이다. 계속 느끼고 싶은 그 상태에서 헤어지자는 그 말 한마디 때문에 모든 것을 포기하는 무지의 선택을 하게 된다.

이러한 강력한 힘을 발휘하게 하는 것은 대부분 '도파민'이라는 행복 호르몬으로 알려진 물질 때문인데, 이 물질은 기분을 좋게 하거나 극도의 행복감을 느끼게 하며 생에 처음 느껴보는 사람은 오직 그 사람만이 그 행복감을 줄 수 있다고 여기기 때문에 집착이 더욱 심해진다. 이렇게 강력한 쾌락을 놓치지 않으려는 집착이 화를 부르게 되고, 누구를 만나도 그러한 감정은 느끼지 못할 것 같고, 더 이상의 행복은 없을 것 같아 심지어 생을 포기하기도 한다. 그만큼 호르몬의 작용은 강렬하다.

그러한 큰 감정이 일어나면 그 감정은 이성적 판단의 뇌를 가리기 때문에 분별심이 약해지고 모든 것을 감정대로 해결하려고 한다. 절대 놓칠 수 없다는 집착은 불의를 가리지 않고, 그 무엇보다도 우선시되기 때문에 시간적 여유가 필요하며, 또 다른 체험이 필요하기도 하다. 이것은 무의식적으로 발생되는 방어기전 현상으로 그 원인을 본인도 잘 모르는 것이다. 더 강렬한 행복을 느끼고 싶으나 느낌을 받을 수 없을 때 더 낮은 의식 수준의 복수심이 발동하게 되는 것이다.

이에 반해 '세로토닌'이라는 호르몬은 평화로운 감정을 느낄 때 분비되는 것으로 이 호르몬이 많이 분비되는 사람은 평상심과 침착함을 유지할 수 있다. 도파민의 강력함보다는 조금 더 느긋하게 느껴지는 성질이 있어 평화 호르몬으로 많이 알려져 있으며, 세로토닌은 80% 이상이 장벽의 내분비(장 크롬친화성)세포에서 분비되지만 뇌에서 송출시키는 작용을 한다. 그래서 평소에 장 관리를 잘 하는 것도 수면을 향상시키고, 우울증을 예방하며 평화를 유지하는데 매우 중요하다.

또한 수면을 방해하는 '노르아드레날린'이라는 스트레스 호르몬이 있는데, 이 물질이 분비되게 되면 정신이 더욱 또렷해지고 각성이 일어난다. 잠을 청하여도 오히려 정신이 말똥말똥 해지는 경향이 생기며 이 호르몬은 평소에 긴장하거나 화를 내는 감정이 있을 때 분비되는 화학물질이기 때문에, 잠들기 전에는 아무런 감정이 일어나지 않도록 무심해지는 것이 좋다. 어떤 생각이든 떠오르는 대로 인식하게 되면 각성작용이 따르기 때문에 아무 생각 없이 몸과 마음의 힘을 빼는 것이 잠을 유도하는 데 좋다.

반면에 사회적 교감이나 모성 본능이 발휘될 때 또는 부부애를 촉진하는 호르몬으로 '옥시토신'이라는 호르몬이 있는데, 이 옥시토신은 도파민을 공급해 주는 그런 호르몬 중 하나이다. 이 호르몬은 타인을 인정해 주고 도움을 주는 이타적인 행동을 할 때 뇌에 분비시키고 이러한 과정을 통해서 우리는 도파민을 공급받게 된다. 이렇게 어려운 사람을 돕고 봉사하는 행위가 우리 뇌를 건강하게 하고 우리에게 부족할 수 있는 도파민을 부여받음으로 인해 우리를 건강하게 지켜주는 좋은 호르몬이라고 할 수가 있다. 그래서 봉사하는 것이 결코 희생이라고도 하지만 본인에게 이렇게 유리한 호르몬의 작용이 이어진다는 사실을 알게 된다면 모든 이들이 희생이라고 생각하기 이전에 상생의 결과를 얻게 되는 가장 높은 가치의 일이라고 생각하게 될 것이다.

이렇게 사람의 건강을 지키는 일상생활은 호르몬과 밀접한 관련성이 있어 정서적 지능이 높은 지혜롭고 현명한 사람이라면 이러한 여러 감정이 생각에 따라 분비되는 화학물질이 달라진다는 것을 알게 되고, 일어나는 감정들이 선택하는 정보에 따른 결과임을 느끼게 되면 무지한 행동에서 벗어날 수 있을 것이며, 어떠한 상황에서도 선택한 결과에 따라 체험하게 되는 반응을 조율하는 지혜와 힘이 생겨 충분히 정보처리를 잘할 수 있게 된다.

신체 반응과 수용적 감각은 자신의 몸과 마음을 아는 능력이며, 본능과 직결되는 자기 자신을 믿는 마음에서 시작된다. 자신의 신체 조절을 자신의 의지대로 움직이고 선택하는 것은 여러 상황에서 동기부여가 되며, 이렇게 중요한 결과로 이어지기 때문에 결과에 대한 회복 탄력성을 유지해 목표를 달성하는 능력가가 될 수도 있다.

몸과 마음이 하나로 연결되어 있어서 마음이 불편한 상태가 되면 몸도 불편한 상태가 되기 때문에 어떠한 상황에서도 이 둘 모두가 건강해야 이어지는 주관적인 정신도 건전하게 되며, 어떤 상황도 수용하고 용서할 수 있는 포용심이 생기는 것이다. 배타적이고 이기심의 끝은 한계를 넘나들기 때문에 좋은 컨디션 유지로 건강한 신체에서 건전한 생각이 나오듯이 옳고 그름을 판단할 수 있는 것도, 건강한 세포에서 비롯된다. 또한, 이렇게 판단하는 것은 모두 신경작용이며 신경이 예민해지지 않으려면 잠을 잘 자야 한다.

뇌의 생리적인 현상을 보면 건강한 상태에 뇌는 물에 떠 있다는 말을 들어봤을 것이다. 이처럼 뇌척수액은 항상 150ml 정도를 유지하고 흐르고 있으며, 이 상태를 유지하기 위해서는 하루 3~4회 정도 7~8시간의 간격으로 새로운 수액으로 교체가 이루어져야 하며 매회 교체 시에는 뇌 속의 노폐물도 함께 버려지기 때문에 이런 과정을 거쳐 노폐물이 잘 처리가 되지 않을 경우에는 뇌의 찌꺼기들이 남아 안 좋은 질환을 유발할 수도 있다는 것은 이미 알려져 있다. 뇌의 건강을 위해서는 뇌의 휴식이 필요하며 이러한 문제들은 수면과도 연관된다.

그래서 수면이 부족하면 치매로 이어질 수 있다는 보고서들도 자주 나오고 있으며, 바쁘다는 이유로 혹은 불면증 때문이라도 3시간 미만으로 자는 경우 대사장애로 당뇨, 고혈압, 비만 등과 심리적인 우울증, 불안장애, 약물의존 등이 발병률이 높아질 수 있다. 특히 세계에서 가장 수면시간이 짧은 나라는 불행인지 좋은 것인지 모르겠지만 한국인으로 조사 결과가 보고되고 있다.

그런 결과 때문인지는 모르겠으나 졸음운전은 밤에 자는 시간이 부족하여서 발생하는 것이 아닐까 생각한다. 밤잠이 부족하면 우리 몸은 자연히 미세수면(깜박 졸음에 빠진 상태 짧게는 1초, 길게는 10초까지 졸음)으로 부족한 수면을 보상하려고 한다. 이 미세수면 현상이 일어나서 운전 중에 졸림 현상이 나타나기도 하는데, 이 현상을 음주운전보다도 더 위험하다고 하는 것은 음주운전은 본인이 위험한 운전을 하고 있다는 것을 인지하지만, 미세수면은 본인도 모르는 상태에서 발생하기 때문에 더 위험한 것이다. 그래서 수면 연구가들은 장기간 수면이 부족한 사람들은 수면 부채 상태라고 말하기도 한다. 즉 수면 부족이 누적된 상태라는 뜻이다.

신체기능은 수면이 부족할 경우 수면을 보충하기 위해서 이런 작용이 일시적으로 일어날 수 있기 때문에 자는 시간을 적절하게 가져 보상 시간이 발생하지 않도록 하여야 한다. 또한, 수면이 너무 많은 기면증(수면과다)이 있는 사람도 있다. 기면증은 일과 중에 갑자기 졸음이 쏟아져 그 자리에서 바로 잠드는 발작 증세 같은 수면이 있는 사람도 있다.

아무리 많이 자도 최고의 수면을 얻을 수 없다고 하는데, 질 좋은 수면이란 의식이 깨어 있는 동안에 긴장하고 예민하게 정보를 수집했던 눈과 뇌가 충분한 휴식과 재충전 시간을 갖고 뇌를 중심으로 몸과 마음의 상태가 맑고 가벼운 최상의 컨디션이 회복되는 것이라 할 수 있으며, 이런 질 좋은 수면으로 적당히 자면 업무능률도 올라가지만 너무 많이 자는 수면은 오히려 몸을 망가뜨리기도 하기 때문에 무엇이든지 적절한 것이 건강을 유지하고 관리하는 데 좋다.

각성과 수면은 하나의 몸으로 생각하고 어떤 상태이든 조율이 중요하다. 많이 사용한 만큼 많이 쉬어야 하는 문제도 있지만 매일 밤과 낮이 교체되듯이 각성과 수면도 이에 맞추어 생체적인 리듬에 맞게 자연현상에 따르는 것이 좋다. 몸과 마음의 주인이 스스로의 생명이 모자라거나 넘쳐나지 않도록 하는 것이 삶의 지혜이며, 수면 문제로 인하여 따르는 질환으로부터 해방되는 방법이다.

어떤 성격이 수면에 방해될까?

사람의 성격은 다양하다. 자신을 잘 드러내고 진솔하게 표현하는 사람이 있는가 하면, 자신의 모든 것을 드러내지 않고 상대방의 행동에 따라 다음의 행동을 결정하는 사람도 있다. 그렇게 감정을 잘 드러내지 않고 혼자 끙끙거리는 사람도 있으며, 다양한 사람들을 만나보면 각양각색 백인백색이라는 말이 맞을 때가 많다.

이렇게 다양한 성격을 보면, 소탈한 사람은 어디에서나 자리에 누우면 바로 잠에 떨어져 천지 분간을 하지 못하고 곧바로 잠이 든 사람이 있는가 하면, 잠자리가 바뀌면 신경이 예민하게 작용하여 한숨도 못 잤다는 사람도 있다. 이런 것들은 무의식적으로 반복되고 있는 생각의 패턴 때문인데 이렇게 수면과 성격은 불가분의 관계가 있다는 것을 알 수 있다.

이런 다양한 성격들은 하나의 기질이고 성향이기 때문에 그 본질을 바꾸기는 쉽지 않을 것이다. 그러나 습관을 들이고 익숙해지면 대응력도 개선될 수 있다는 것도 알아야 한다. 결과적으로 보면 자율신경계의 활성도의 작용인데, 어떻게 하면 내 몸에서 일어나는 신경들의 작용을 잘 활용할 것인가에 대한 것은 앞으로 많이 다루게 되는 방법들을 참고로 하여, 스스로 조율하고 관리하는 방법을 선택하면 불편한 심정이 불면 상태로 이어지는 것은 방어할 수 있을 것이다.

이렇게 성격과 수면의 관계가 무관하지 않기 때문에 성격을 바꾸는 것이 쉬운 일이 아니며, 또한 몸에 흐르고 있는 신경계를 리드해 나가는 방법이 있다. 우리 몸에 분포된 자율신경은 두 개로 나누어져 있으며, 몸의 건강한 상태를 유지하기 위해 필요한 항상성이 있어 필요에 의해 밀고 당김을 발휘한다고 보면 이 신경 작용을 이해하는 데 도움이 될 것이다. 즉 이들 중 교감신경은 낮 동안의 각성을 유도하고 있는 반면에, 부교감신경은 뇌파를 떨어뜨리는 작용으로 주로 밤에 활동하여 수면과 관련성이 많은 신경으로 알려져 있다. 이 신경들이 결코 하나의 작용만 한다기보다는 이 두 신경 모두가 본인의 마음 상태를 반영하기 때문에 가장 중요한 것은 본인의 마음 상태라 할 수 있다.

긴장할 때는 교감신경이 활성화되고, 반대로 이완시킬 때는 부교감신경의 역할이 필요하다. 마치 줄다리기가 왔다 갔다 하는 것과 같이 중심을 지키기 위한 서로 역할을 다하는 것이다. 이렇게 작용하는 현상을 알게 되면, 약물에 의존하지 않고 스스로 이 줄다리기 혹은 시소 작용을 이용하여 삶의 질을 높여가는 데 활용할 수 있을 것이며, 이들을 관리하는 주인공이 본인임을 알고 내 안에 숨겨져 있는 이 보물들을 잘 관리할 수 있기를 바란다. 이들은 무의식 신경이지만 주인의 마음에 따라 작용이 달라지기 때문에 이들을 잘 이용할 수 있는 지혜가 필요하며, 언제 발생할지 모르는 나의 건강 문제의 해결책으로 사용하려면 움직일 수 있는 메커니즘을 알고 활용하게 된다면 건강증진에도 도움이 될 것이다.

뇌가 중요한 것은 뇌 속에 신경들의 뿌리가 모여 있고 그 뿌리를 움직이는 것은 나의 마음과 몸이기 때문에, 신경에 대해서 더 알게 된다면, 어쩌면 자신을 좀 더 알아가는 과정이 될 수 있고 생명의 신비함을 알 수도 있다. 생명의 신비함을 알기 위해서는 양자역학에서 보이는 것처럼 마음 상태가 에너지를 움직이게 하는 데 관여하고 있고, 따라서 마음 관리가 얼마나 중요한 것인지 알 수 있으며 스스로 관여할 수 있는 삶의 의미를 좀 더 진지하게 느끼게 된다. 운명이 정해져 있다고 하더라도 삼라만상은 에너지로 되어있으며, 에너지인 몸과 마음도 조율이 가능하다는 것을 알고나면, 건강을 지키는데 아주 중요한 전환점이 될 수 있다.

주어지는 모든 것을 하늘에 순응하며 살아가는 동안 스스로 에너지를 창조하고 바꿀 수 있다는 것은 조화주의 사랑이고 축복이다. 아무리 어려운 일에 봉착된다고 하더라도 한시도 정지되어 있지 아니하고 순환되고 있기에 하나의 문제에 빠져 있을 필요도 없다. 인간은 무수한 변화 속에서 그 변화를 느끼며 받아들이고 있으므로 이렇게 살아갈 수 있는 것이다. 어제의 내가 지금의 내가 아니며 이미 새로운 세포들이 생겨났고, 지나간 시간 동안 많은 세포는 퇴화되었으며 새로운 에너지로 변화된 것들이 지금의 현상으로 존재하는 것들이다.

때로는 이것도 저것도 어렵고 답이 보이지 않을 때는 그저 감사하는 마음을 의도적으로 채우다 보면 모든 문제는 좋은 방향으로 흐르게 되어 있다. 긍정의 에너지는 긍정의 에너지를 부르기 때문에 계산하지 않고 아무 생각 없이 입버릇처럼 "감사합니다."가 습관이 형성되면 성격을 개선하는 데도 도움이 되며 생각하는 방식 또한 달라지게 된다. 이처럼 상황이 어려울수록 더 많은 시간을 투자하여 감사함의 에너지를 만들어 쓰다 보면 감사할 일들이 몰려드는 것은 우주의 에너지 법칙이 존재한다는 의미이다.

인간관계는 성격에 의하여 지속 관계가 좌우된다. 세상에 내 맘에 딱 맞는 사람이 어디 있겠는가? 최고의 능력은 '그럼에도 불구하고' 감사하는 마음으로 대하고, 받아들이고, 함께 나누는 것이 관계형성을 위한 최선의 방법임을 알고, 사람이 감정의 동물이듯이 하루에도 수없이 변화무상 하는 관계 속에서 살아가고 있다. 먹구름이 지나가면 맑음이 비추어지듯이 이해할 수 없던 나의 감정도 시간이 지나면서 상대를 이해할 때가 있고, 또한 나의 마음이 넉넉할 때는 더한 경우라도 받아들일 수 있게 되는 것을 보게 되면, 모든 것은 "내가 하기 나름이다."라는 것을 알 수 있다.

결점 없는 사람은 없음을 이해하고 또한 나에게도 결점이 있다는 사실을 알고 인정하게 된다면, 모든 것이 저 사람 때문이라는 생각에서 벗어나 그럴 수도 있다고 생각을 바꾸게 되고 마음이 가벼워진다. 나만이 완벽하다는 위대한 착각 속에서 벗어나, 나의 결점을 똑똑히 주시하면서 모두가 미완성의 인격체라는 것을 수용하고 받아들일 때, 각자의 절대적인 가치가 다름을 인정하고 알게 될 것이다. 타고난 기질과 성격은 잘 바뀌어 지지 않는다. 서로가 다름을 인정하고 관계 개선을 위해 서로의 잣대를 줄여나가는 것이 좋은 관계를 유지하는 데 바람직한 미덕이 된다.

시대에 따라 가치관도 달라지고 서로의 관계 속에는 건강과 관련된 상태가 많이 개입될 수 있으며, 몸과 마음이 안정되고 평화로울 때는 많은 부분을 수용하고 받아들일 수 있지만, 몸과 마음이 불편한 상태에서는 움츠리고 수용했던 마음이 언제 독화살이 되어 튀어나올지 모를 상태가 된다. 그래서 중요한 것은 평소에 자기관리를 소홀하지 않고 스스로 자신을 돌보고 스스로를 사랑하는 마음이 먼저 자신을 향하여 선행되어야 한다. 왜냐하면 마음의 상태가 수면을 좌우하기 때문이다. 미워하는 마음, 원망하는 감정이 일어나 조금이라도 남게 된다면 그날의 잠자리는 고통의 시간이 될 수 있는 예민한 상태가 될 수 있기 때문이다. 성격 개선이 쉽지 않지만, 문제의 기인이 어디에서부터 시작되었는지를 알고 마음을 유연하게 하는 것이 필요하다.

꿈의 정서 – 공포와 도망 다니기

수면은 뇌파의 변화로 렘수면과 깊은 수면이 오르내리기를 반복하며 진행이 되는데 이렇게 반복되는 변화는 의식의 움직임을 나타나는 것이며, 이렇게 변화의 과정에서 의식이 표면으로 올라오는 렘수면 상태일 때 뇌 스크린에 비추어지는 것이 꿈으로 기억된다. 의식이 올라오며 변연계를 지나는 순간에, 편도의 주가 되는 정보들은 대부분 두려움과 공포의 에너지들이 모여 있어 공포의 장면이 비추어지게 되며, 꿈속에서도 두려움 때문에 도망을 다닌다. 너무 공포가 크게 느껴지면 생명의 위협을 느끼는 순간 잠에서 벌떡 깨기도 한다. 이렇게 꿈이 현실하고 다른 두려움과 공포가 많은 이유는 변연계의 공포에너지 때문이다.

만약에 처음 잠이 들 때 공포의 꿈을 꾸게 된다면 잠을 이룰 수가 없을 텐데, 다행스럽게도 조물주의 사랑으로 잠들 때는 의식이 변연계를 지나지 않고 변연계 위쪽을 지나 송과체를 향하기 때문에 두려움을 느끼게 하는 장면을 면할 수 있는데 만약 잠드는 입면의 순간에 공포의 한 장면을 보게 된다면? 아마도 한동안 바로 잠에 들지 못하고 두려움에 떨게 될지도 모른다. 그런데 다행스럽게도 잠을 충분히 자고 새벽의 렘수면 상태에서 각성이 들 무렵에 두뇌 스크린을 볼 수 있는 신경이 깨어나면서 꿈을 기억하게 된다.

“렘수면이라도 좋으니 제발 잠을 자고 싶다.”라는 생각으로 보내는 사람들은 밤이 되어도 잠이 오지 않아 힘들어하고 이렇게 지속되는 불면증 때문에 심리적으로 쇠약해지며 우울증을 느끼게 되는데, 이러한 현상은 몸과 마음이 하나이기 때문에 연결고리 현상으로 오는 것이다. 이를 극복하기 위해서는 수면 시스템이 자동적으로 이루어질 때까지 필자가 제시하는 방법을 습관 들여 보기 바란다. 딱 한 번 해보고 안 된다며 포기하지 않고 지속해 노력하다 보면 수면 자동 시스템이 되살아나면서 정상상태를 회복하고 반복되는 불면의 두려움으로부터 해방될 수 있게 될 것이다.

때에 따라서는 잠을 덜 자도 괜찮을 때가 있다. 문제는 잠을 자지 않으면 뇌에 휴식 시간이 주어지지 않는다는 점이 따르게 된다. 사람은 의식이 깨어 있는 동안은 무언가를 지속해서 인식하게 되어 있다. 눈, 귀, 코, 입과 피부의 감각 등을 통해 받아들여지는 정보들에 대해 그것들을 받아들이거나 버리거나 또는 회피하는 등 다양하게 대응하는 두뇌 자동 시스템이 끝없는 활동을 하게 된다. 이러한 반응 활동은 의식적으로든 무의식적으로든 들어오는 정보들에 대해 분석하게 되는데, 만약 이러한 수용 감각 작용이 쉼 없이 지속된다면 뇌는 정보처리의 과부하가 걸릴 것이다. 또한 그로 인해서 다른 문제가 따르게 되고 이로 인하여 불면 후유 질환이 발생할 수도 있다.

또한 이로 인해 발생하는 질환들을 치료하기 위해 먹는 약들을 장복하게 되면 또 다른 문제로 이어질 수 있기 때문에 이 방법도 권장할 만한 것은 아닌 것 같다. 인간의 생체리듬을 모르는 상태에서 오로지 불면증으로부터 탈출하기 위해 몸부림 쳐보지만, 오히려 두려움만 키우는 수많은 시간을 보내게 되고, 오래되고, 심화되면 결국은 우울한 마음이 이어질 수 있는데, 그것이 얼마나 큰 상태를 초래하게 되냐면 그 고통으로부터 해방되기 위해서 극단적 선택까지 하는 경우가 있다.

• 충격으로 인한 후유증

불면증은 보편적으로 예민한 사람에게서 많이 발생하는 성향이 있다. 잠은 저절로 오는 자연스러운 것인데 어느 순간 불면 증상을 인식하게 되면서부터 그것으로부터 해방되기 위해 갖은 노력을 다하며, 스스로 해결하지 못하는 것을 알게 되면 빨리 고통에서 벗어나고 싶은 마음이 들어 병원을 찾게 된다. 그래도 쉽게 해결되지 않아 점점 약의 분량이 늘어가면서 자신의 자책을 하게 되는 상태가 된다. 너무 약에 의존하고 있는 것은 아닌가? 하는 우려와 걱정이 들어 약을 줄여도 보고 끊어도 보지만, 결과는 점점 악화일로에 서게 되고, 얼굴은 까칠해지며 누가 보아도 안 되어 보인다고 할 정도가 된다. 여러 가지 방법들을 시도하다 끝내 마음은 지칠 대로 지쳐 포기하기도 한다.

이처럼 수면의 메커니즘을 모르고 혼자 해결하려고 노력하여도 해결되지 않는 것이 무의식 신경의 특징이다. 혼자 해결하려고 하면 할수록 악순환의 늪에서 빠져나오기 힘들게 되고, 지치고 지쳐서야 비로소 수년 동안 잡고 힘들어했던 집착을 놓아버리는 순간 끈질겼던 문제가 해결될 때가 있다. 그렇게 끈질기게 잡고 있었던 만큼 되돌아가는 데 시간이 걸리게 되며, 그 집착을 놓고 될 대로 되라고 완전히 포기할 때라야 끈질겼던 것들이 해결될 때도 있다.

깊은 잠이 부족하게 되면 문제는 피로감보다 기억정보 처리시간이 짧다는 문제가 따르게 된다. 수면시간은 단순히 쉬는 시간이 아니라 몸에 누적된 잔류물질을 정리하는 대사계의 일 처리 시간과 기억정보 처리시간이 필요하며 깊은 숙면 뒤에는 개운함이 따르게 된다. 잠이 부족하면 컨디션은 찌뿌드드하고, "몸이 천근만근이다." 라는 말을 입에 달고 다닐 정도로 피로감을 느끼게 된다. 이것은 우리의 몸은 생각하는 뇌, 즉, 신피질 작용이 멈추어야 비로소 대사계가 제대로 일 처리하기 때문에 오는 현상들이다.

과거에는 이러한 현상을 으레 나이 들어 가면 찾아오는 수순으로 치부하며 방치하기 쉬운 증상이었지만, 현대는 젊은 층에서도 적지 않게 찾아드는 실정이 되다 보니 앞으로 젊은 층의 건강이 우려되는 부분이기도 하다. 인생의 절반이 수면이라 할 정도로 수면과 생명은 절대적인 관계이며 생명을 유지하는 데 수면이 필요한 시간을 꼭 채워야 한다는 의미이기도 하며, 수면이 진행되는 동안에 몸 안에서는 생명을 유지하기 위한 순환이 진행되며, 새로운 세포가 생성되는 중요한 시간이 된다.

불면증은 늙고 건강하지 못한 사람에게서만 나타나는 것이 아니라 누구에게나 발병할 수 있는 증상이다. 또한, 불면증은 의사에게 의뢰하는 경우도 있지만, 철저히 본인 스스로 회복하는 방법을 터득하여 자가요법이 가능하며, 어떠한 부작용이나 경제적 손실 없이 스스로 충분히 해결할 수 있고 오히려 몸이 더 좋아질 수 있으니 잠을 잘 자게 되고 자신감도 생겨난다. 최근에 와서 불면증을 병으로 규정하고 신경정신과 약물치료를 많이 하는 실정이 되었다. 치료 과정에서 주로 사용되는 신경안정제는 일시적인 호전 반응이 있을 수 있지만, 신경계에 미치는 영향을 우려하지 않을 수 없다.

뇌파 조절을 잘하는 방법을 아는 것이 핵심적인 개선 방법인데 이외의 것들을 권장하고 또한 정답이 없으니 수많은 불필요한 것들이 이어져 오고 있다. 다시 말하지만, 불면증은 병이라고 규정하는 안타까운 일이기도 하지만 대부분 어떤 일을 겪는 이후에 발생하는 것이므로 접근방식이 전혀 다르다고 보면 된다. 잠은 생명의 자연스러운 현상이며 불면증 또한 잠의 본질적 차원에서 접근하여야 한다. 자연스럽게 뇌파가 안 떨어지면 스스로 인위적으로 떨어뜨리는 방법을 선택하여 잠이 든다 하더라도 똑같은 꿀잠의 시간을 맞이할 수 있게 된다. 생명의 원리를 거스를 필요가 없고 걱정하거나 두려워할 것도 없다.

불면 증상은 누구나 올 수 있는 문제이며, 이 증상이 장기적으로 진행하게 되면 몸이 쇠해지고 마음마저 불안해질 수 있는 문제가 있다. 그러나 몸과 마음은 하나로 연결되어 있어 이럴 때 마음을 다스리게 되면 몸에서 일어나는 현상을 줄일 수 있다. 그렇기 때문에 불면이 초래되는 것은 마음과도 연결되어 있음을 알아야 하며, 스스로 조절할 수 있는 기술을 익히는 것이 중요하다. 이렇게 일어나는 마음 작용을 조율할 수 있다면 문제를 쉽게 찾을 수 있으며, 이런 것들이 신경과 연결되어 있는 마음의 작용임을 알고 신경을 이해하게 된다면 이런 것들에 대한 문제 해결력이 훨씬 수월해질 것이다.

장기화로 진행되는 경우는 체질적으로 습관이 형성되어 있을 수 있으며, 뇌파가 떨어지지 않을 때 바로 활용하는 방법을 터득해야 하며 이러한 방법들을 알고 나면 유용하게 활용할 수 있다. 성격이 비교적 자기애가 많은 사람에게 불면증이 적은 편인데, 그것은 신피질을 복잡하게 작동시키지 않기 때문에 뇌파가 잘 떨어져서이다.

불면증은 없다가도 생기고 생겼다가도 없어지는 것을 보더라도 몸의 병이 아니라 마음의 문제가 크다는 것을 알 수 있다. 신피질 작용이 줄어들게 되면 뇌파는 쉽게 떨어지기 때문에 불면증으로 힘들어하는 사람들은 뇌를 복잡하게 사용하는 습관을 고치거나, 초 단순해지는 방법을 터득하면 된다. 다시 정리하면 잔머리를 굴린 다기보다는 무슨 일을 하든지 머리(신피질) 사용을 줄이기 위해 긍정적으로 해결하려는 마인드가 필요하다.

생각이 복잡해지면 뇌파가 잘 떨어지지 않게 되며, 이렇게 뇌파가 떨어지지 않는 상태에서는 절대로 잠을 잘 수가 없다. 먼저 생각하는 뇌를 잠재우려면 대뇌피질 사용을 줄이고, 몸을 더 사용하는 편이 뇌파를 잘 떨어뜨리게 하는 방법이 된다. 교감신경을 많이 사용하는 직업이면 마음을 편안하게 하는 향기요법이나 잔잔한 음악이나 아늑한 램프 등도 뇌파를 낮추는 데 도움이 된다. 수면 호르몬으로 알려진 '멜라토닌'은 빛이 없는 어두운 환경에서 분비되는 특성이 있기 때문에 어떨 때는 아예 빛을 차단하는 방법도 유용하다.

또한 불면증은 치유라는 말을 쓰는 것보다 회복이라는 말을 쓰는 것이 맞다. 이것은 병이 아니기 때문이다. 즉 마음을 다스리는 데는 본인의 의지가 중요하며, 억지로 끌어당기는 것보다 오히려 그 마음을 포기하고 불면에 대한 두려움으로부터 해방되는 방법이 빠를 수 있다. 어느 순간 불면을 의식한 후부터 문제가 시작되기도 하고, 아무 일도 없었던 그 마음을 회복하는 것이 완전한 원래 상태의 마음의 회복이다.

생각의 무게가 있을까?

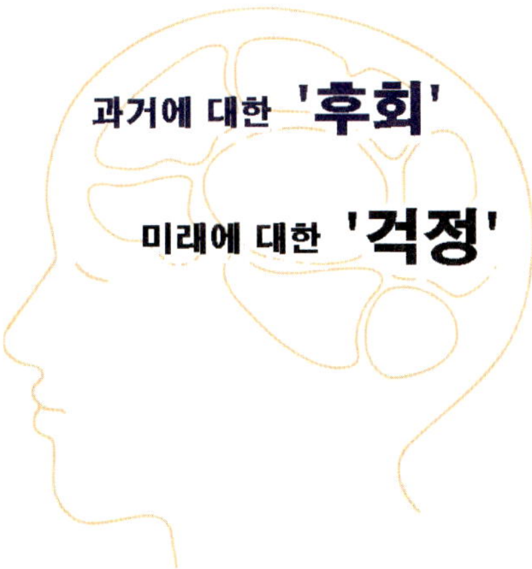

우리 뇌는 한시도 멍한 상태를 유지하지 못하고 무엇인가를 생각하게 되고 또는 무엇엔가 몰두하게 된다. 상황에 따라 생각이 떠오르는 것은 그때그때 다르며 떠오르는 생각을 방치하게 되면, 머리는 매우 복잡한 상태에 이르게 된다. 생각도 선택할 수 있으며 어떤 생각을 하느냐에 따라 몸의 상태도 달라질 수 있기 때문에, 생각이 일어나는 현상을 주시하고 생각을 멈추게 하거나 다른 정보를 선택하여 떠오른 생각을 바꾸는 방법을 터득하면 감정관리를 하는데도 많은 도움이 된다.

어쩌다 끊임없이 떠오르는 생각에 지배당하게 되면 떠오른 감정의 화학물질이 분비된 후 배설되지 못하고 잔류물이 남게 되면 몸을 망가지게 할 뿐만 아니라, 작은 습관이라도 장기화 되면 본인도 모르는 병을 부르게 되기도 한다. 한 예로 땅만 보고 걷는 습관이 생각의 꼬리를 물게 되며 심한 상태가 되면 혼자서 무엇인가 중얼거리기 시작하다 점점 심해지는 상태를 오래 방치하게 되면, 혼자 있을 때마다 혼자 말을 주거니 받거니 하며 미친 사람처럼 되어가는 것을 보게 된다. 그것은 정신을 차리지 못하고 떠오르는 정보를 조절하지 못해 생기는 현상으로, 되돌리기 어려운 정신적인 질환으로 이어질 수 있다.

뇌 관리를 잘하기 위해서는 떠오르는 생각에 끌려가지 않도록 생각작용을 정지시키기 위해 현재 상황을 인식하고, 생각을 상황에서 느껴지는 감각으로 의식을 이동하는 방법이 있는데 스스로 조율하려면 조금의 연습이 필요하다. 자신의 상태를 바라볼 수 있고, 의식이 과거나 미래로 가지 않은 상태로 유지시키며, 현재의 공간을 활용하여 에너지를 느끼는 힘을 발휘하여 생산성 있는 현실을 창조할 수 있어야 한다.

또한 끊임없이 떠오르는 생각을 질량적으로 이야기할 수 없다. 보이지 않는 정보의 질량은 몸의 쓰임으로 나타날 수 있으며 뇌에서 일어나는 생각에 무게가 있을까? 이것은 질량적으로 따졌을 때의 예측이며 모든 물질은 질량과 부피가 있고 밀도가 있지만 측정 불가능한 생각에 무게를 달 수 있을까? 하는 것은 답이 있을 수도 있고 없을 수도 있다는 것이다. 그것은 몸의 근육이 사용되면 무게가 있는 것과 같고, 근육이 쓰이지 않는다면 몸의 변화가 일어나지 않기 때문에 무게가 없다고 이야기할 수 있기 때문이다.

측정 방법을 다르게 했을 때 보이는 물질과 보이지 않는 에너지체를 질량이나 부피 또는 밀도 등으로 구분하여 역량을 측정할 수 있는가? 필자는 화학이나 물리학 등의 전문가가 아니라 전적인 내용과 변화 등을 예측할 수 없어 아쉬운 부분이다. 하지만 뇌가 인식하는 것으로 볼 때 근력의 강도를 측정한다면 문제는 달라지지 않을까 생각한다.

즉, 교감신경이 작용하면 근육이 수축되면서 몸의 근육이 경직되고 에너지 소모가 일어난다. 뇌의 생각 작용 중에 어떤 정보가 떠오르느냐에 따라 생각의 무게가 달라진다 할 수 있다. 즉 공포의 정보, 두려움의 정보를 떠올리게 한다면 살고자 하는 신념이 클수록 땀을 뻘뻘 흘리며 몸의 반응이 많이 일어나며 자연스럽게 몸을 보호하는 자동 시스템에 의해 교감신경이 활성화된다. 또한, 그 정보는 그 사람의 마음의 두려움 크기만큼 적용되는 근육들이 사용되면서 에너지 소모가 일어나고 경과에 따라 부산물이 축적되고 많이 사용되는 근육은 그만큼 경직되는 차이가 발생할 것이다.

그래서 생각도 중량적인 측면이 아닌 몸의 근육 사용과 에너지가 소모된 만큼 뇌가 반응하는 측면에서 본다면 무게가 있다는 개념과 같다. 중요한 것은 그런 구분을 떠나서 어떤 정보를 떠올리고 어떻게 사용할 것인가가 뇌활용 정도의 판단에 따라 무게를 구분할 수 있다. 이러한 문제는 수면과도 무관하지 않으며 뇌는 하나의 자동 시스템으로 뇌의 주인이 잘 사용할 수 있고 잘 관리할 수 있는 하나의 도구라고 생각하면 된다. 높은 가치를 창조하기 위해서 뇌사용법에 대해 많이 알고 대처하여야 하고, 좋은 뇌를 만들기 위해서는 뇌의 상태가 청명하게 유지되도록 산소 공급과 더불어 마음의 여유가 필요하다.

마음이 무겁다는 말이 있다. 이것은 생각의 무게를 근거한 말이 된다. 생각으로 말미암아 마음이 무거워지는 것이다. 몸에 힘이 빠져 무거워지는 것과 다른 차원이다. 가벼운 생각은 뇌에 무리를 줄 일 수 있고, 여러 가지 감정이 발생할 수 있는 무거운 생각은 그만큼 뇌를 많이 사용하게 되며, 뇌를 지치게 할 수 있다. 긴장하고 신경을 써야 하는 문제가 있으면 그만큼 신경세포가 활발하게 움직여 높고 빠른 파장을 발생시키며 수면을 방해하므로, 스트레스가 발생되지 않도록 하는 것은 수면을 방해하는 뇌파를 안정시키는 방법이 되므로, 심각한 문제도 가능하면 정보처리를 잘하여 가볍게 지나가도록 하는 것이 질병으로부터 자유로워질 수 있는 방법이다.

불면으로 이어지는 습관들

우리 몸은 낮에 활동하고 밤이 되면 휴식을 취하는 순환의 시스템으로 조합되어 있다. 이런 인체 자동 시스템에 의해서 자연적으로 밤이 되면 휴식 모드로 전환되어 수면에 돌입되어야 하는데, 늦은 시간이 되어도 잠을 자지 않고 여러 가지 취미생활을 즐기며 늦게까지 잠자리에서 무언가를 지속적으로 하는 사람이 있다.

불면증도 하나의 습관이며 또한 이것은 안 좋은 습관으로 자리 잡게 된다. 밤늦은 시간까지 스마트 폰, 컴퓨터, 텔레비전 등에 의해 발생되는 블루라이트를 받거나, 자야 할 시간이 지나도 다른 일들로 인하여 수면시간을 지키지 못할 때는 신체리듬에 역행하는 행동이 되어 좋지 않은 결과를 가져오게 되며, 이런 습관들이 지속되다 보면 상황이 바뀌어도 뇌파가 잘 떨어지지 않아 수면에 쉽게 들지 못하는 상황이 발생하게 된다.

처음은 미약했던 늦게 자는 습관들이 여러 번 반복하여 쌓이게 되면 나중에는 잠자리에 들고 싶어도 잠이 오지 않는 고통의 시간을 보내게 된다. 이런 순간들을 반복하다 보면 본격적인 불면 증상이 조금씩 시작되게 되고, 한번 불면증을 느끼게 되면서부터는 불면증이 마음대로 되지 않는다는 것을 스스로 인식하게 되어 더욱 심층 단계로 넘어가는 경우가 발생하게 된다.

그래서 평소에 잘 자는 것이 얼마나 행복한 것인지 뒤늦게 알게 되지만 본인이 불면증이 생겼다는 것을 인식할 때는 오래된 습관이 바로 고쳐지지 않게 되어 비로소 문제를 직시하게 된다. 푹 자고 싶은데도 잠이 오지 않아 뜬 눈으로 귀중한 밤 시간을 보내게 된다면, 다음 날의 피곤함을 또 감수하며 불편한 하루를 보내야 하고, 또한 한 번에 끝나면 다행인데 2주 이상 지속하게 되면 혼자 해결하지 못하고 병원을 찾게 된다. 결과적으로 약에 의존하게 되어, 스스로 왜 간단한 잠 하나 못 자고 약에 의존해야 되나 하는 비참한 생각까지 들기도 한다.

우리가 밥을 먹고 운동을 하고 잘 노는 것도 중요하지만 이보다 더 중요한 것은, 충분한 수면을 취하여 우리 몸과 마음의 건강을 지키는 것도 매우 중요한 시간이 되기 때문에 다른 즐기는 시간을 줄이는 한이 있더라도, 하루 6~8시간은 가능한 수면시간으로 할애를 하여야 한다. 충분한 수면이야말로 보약 중의 보약이라고 말할 수 있는 충분한 이유가 되기 때문이다.

처음에는 가볍게 생각했던 불면이 장기간으로 지속되면서 신체의 증상들이 나타나기 시작하여 두통과 소화불량 등은 물론 다양한 크고 작은 질환들이 따르게 된다. 또한 더욱 장기화되고 심할 경우에는 우울증 등 심리적인 불안증까지 찾아오게 되어 스스로 해결할 수 없는 상태로 악순환이 반복되어, 또 다른 약 처방이 가중돼야 하는 불가분의 일들이 발생하게 될 수 있다.

아무리 재미있는 것들이 많은 세상이라고 하더라도 절대로 자연현상을 도외시해서는 안 될 것이다. 인간은 자연의 일부이기 때문에 자주 자연과 하나 되는 시간을 보내야 하며, 자연의 소리를 친화적으로 자주 듣는 것만으로도 그 자체가 몸과 마음을 살리는 힐링의 시간이 된다. 사람은 자연에서 와서 자연으로 돌아가는 생명체일 뿐만 아니라, 자연을 떠나 살 수 있는 무생물이 아니다. 자연을 호흡하고 자연 속에서 에너지를 들이마시며 자연과 함께 살아가게 될 때, 자연스럽게 건강이 회복되고 건강한 생활을 유지할 수 있다.

왜 자연의 소리가 수면에 도움이 될까? 요즘 한창 유행하는 유튜버들의 수면과 관련된 영상들을 보게 되면 대부분 자연의 소리와 요동치지 않는 조용하고 잔잔한 음악으로 일색 되어 있다. 다른 말로 하면 모두 뇌파를 안정시키는 음악들이다. 고요하게 흐르는 음악은 뇌파를 서서히 떨어뜨리는 파장으로 뇌를 자극하지 않는 고요한 음악들이기 때문이다. 이렇게 잔잔한 소리는 어떠한 감정도 일어나지 않게 되고, 아무런 정보를 불러오지 않기 때문에 뇌파가 자연히 떨어지며, 단순하고 잔잔하게 흐르는 음악의 선율을 타고 나도 모르는 사이 뇌파가 서서히 수면으로 가라앉아 나의 생체리듬이 공명하게 된다. 의식이 인식되지 않는 블랙홀로 들어가는 순간 눈의 초점은 뒤를 향하는 정화와 안전한 휴식의 시간으로 들어가 아무런 저항 태세가 일어나지 않는 정지된 무방비 상태에서 재충전의 시간이 이루어진다.

이렇게 안정되고 안전하며 편안한 시간이 되면 낮 동안에 수용된 것들에 대한 모든 정보와 에너지들을 정화하는데, 버릴 것은 버리고 재생할 것은 재생하는 과정을 거친다. 이렇게 새로운 생명으로 재조명되는 변화의 시간이 되어 아침이 되면 새로운 사람으로 다시 태어나듯이 몸과 마음은 가벼워져 상쾌한 기분으로 기지개를 켜게 되고, 좋은 컨디션이 되어 새로운 하루를 시작하는 상쾌함을 느끼게 된다.

인간에게 주어진 진정한 숙면은 모두에게 축복이고 위대함이며 소중하고 귀한 시간이다. 어쩌면 이런 축복의 시간을 잘못 생각하고 잠자는 시간이 "아깝다."며 잠을 자지 않고 더 열심히 일하다가는 더 큰 신체의 고장을 유발할 수 있기 때문에 이 귀한 시간은 재충전의 기회를 놓치지 말고, 더 높고 더 멀리 날 수 있도록 준비하는 시간으로 맞이해야 할 것이다. 그리고 우리에게 주어진 귀한 시간을 정말 감사하는 마음으로 맞이해야 할 것이다.

불면증은 그냥 오지 않는다. 무언가 계기가 있었고 또한 좋지 않은 과정을 반복하다 보니 본인도 모르는 사이에 차곡차곡 쌓여 습관이 형성되었을 것이다. 그 결과로 말미암아 어려운 밤을 맞이하게 된 것이다. 습관이 형성되기 이전에 자는 시간을 소중하게 생각하고 잘 지키며 보내게 된다면, 자연스러운 현상이 부자연스러운 상태까지는 가지 않았을 것이다.

재생력이 없는 기계나 장비들은 수리의 과정을 통해서 부품들을 교체하여 재사용할 수 있게 되지만, 인간에게는 세포들이 재생할 수 있는 시간이 주어지기 때문에 교체하거나 그런 과정이 필요하지 않다. 또한 미지의 질환들이 우리 주변에 만연하다 하더라도 가능하면 수술을 쉽게 결정하지 말고 세포재생의 기간을 기다리며, 자신 안에 깃들어 있는 자연치유력에 몸을 맡기며 바른 자세와 마음의 여유를 갖고 맨발로 땅을 밟으며 자연환경 속에서 지내다 보면 저절로 회복되고 재생될 것이다. 충분한 영양 공급과 순환을 위한 운동요법을 병행하게 된다면 정상상태로 돌아오는데 많은 시간도 소요되지 않고 바르고 건강한 모습으로 회복될 것이다.

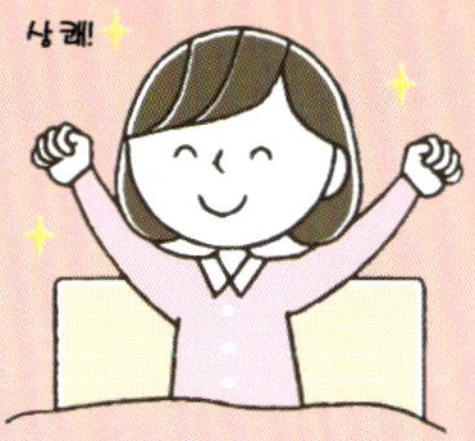

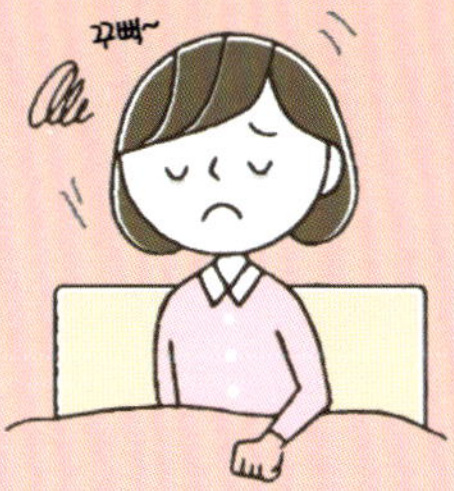

03

자율신경을 지배하라

| 습관이 오래되면 잘 보이지 않는 이유

| 자율신경계 두 신경의 시소 작용

| 밤이 두려운 사람들

| 과다한 정보 세계를 살아가는 현대인

| 뇌파를 알면 수면이 보인다

| 불면증 극복의 로드맵

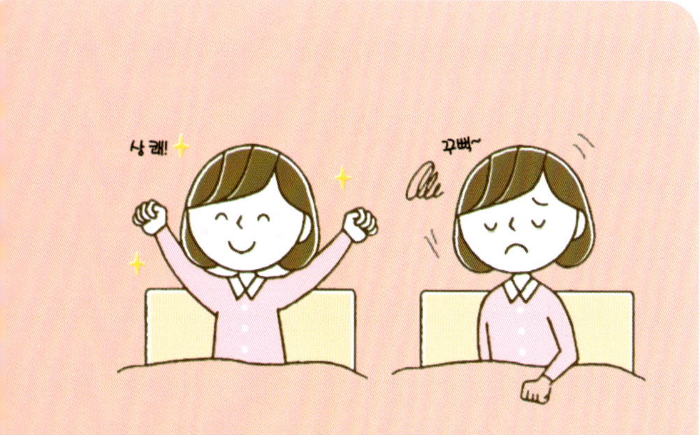
상 쾌!
꾸벅~

3장

자율신경을 지배하라

습관이 오래되면 잘 보이지 않는 이유

습관은 반복 학습으로 행해지는 것들이 본인도 모르게 어느 순간부터 만들어지는 것이다. 습관을 의도적으로 길들여 만들기도 하지만 본인도 모르게 행해졌던 것들이 자리를 잡게 되고 모든 사람은 크고 작은 습관들이 형성되어 반복하게 된다. 하루 일과 중에 취해지는 행동의 대부분은 형성된 습관이 재생하는 경우가 많으며, 그 습관의 반복 기간이 길수록 본인도 인식하지 못하고 무의식적으로 행하게 된다. 즉 반복 학습이 무의식적인 행동으로 이어지는 것인데 같은 행위를 거듭할 때 뇌 안에 시냅스의 두께가 달라지며 얼마나 촘촘하게 만들어졌느냐의 정도에 따라 자동 기억으로 넘어가 무의식적으로 반복하게 된다. 오랫동안 반복할수록 습관 세포는 두꺼워지고 두꺼워진 만큼 고치기도 어려워진다는 의미이다.

그러나 모든 것은 세포로 형성되어 있는 만큼 못 고칠 것도 없다. 나이가 어릴수록 혹은 그 두께가 얇을수록 고치는 기간이 짧게 걸린다고 생각하면 된다. 젊은 사람은 세포가 활발하게 활성화되기 때문에 세포의 형성 기간이 오래 걸리지 않으며, 습관 세포가 얇으면 얇을수록 변화 가능성이 높고 뇌 가소성의 원리대로 뇌를 사용하기에 따라 변화무상하게 인위적으로도 만들어 갈 수 있다.

오래된 습관들은 몸을 조율할 경우 문제가 될 때도 있다. 좋은 습관이든 나쁜 습관이든 한번 몸에 배게 되면 쉽게 고쳐지지 않는 특성이 있고, 그것은 뇌 속에 형성상태가 두꺼운 시냅스로 형성되어 있으면 있을수록 더 고치기 어렵고 되돌리는 데 오랜 시간이 걸리는 것처럼 수면 습관도 마찬가지다. 잠자리에 들면 의식의 인식 활동은 느려지고 멈추어야 하는데, 오히려 의식이 더 뚜렷해지는 사람이 있다. 그러한 패턴이 습관 되어 장기간 지속되다 보면, 저녁 시간이 되는데도 반복 현상을 체험하게 되면서부터 이런 현상을 더 의식하게 되고 힘든 상태가 반복될 가능성이 높다.

그래서 이런 형태의 사람들에게 도움이 되는 개선 효과를 기대하며, 필자가 겪었던 여러 상황과 또 어려웠던 문제들을 스스로 해결했던 예시를 들어 설명하게 되었지만, 가장 중요한 것은 본인의 의식을 어떻게 사용하는가에 따라 기대효과를 결정할 수 있기 때문에 그에 따라 개인차가 발생할 수 있으며, 각자가 이해하고 받아들이고 꾸준한 실행 여부와 실행방식에 따라 결정적 역할이 될 것이라 생각한다.

이미 형성된 시냅스를 제거하는 것은 쉽지 않은 방법이며, 기존의 시냅스를 제거하려고 시간을 소비하는 것보다 차라리 옛것은 그냥 두고 새로운 방법을 시도하여 꾸준하게 반복하다 보면 새로운 시냅스가 빠른 기간 내에 더 튼튼하게 만들어질 수 있다. 부정적인 마음을 버리고 새로운 습관 형성에 관심을 두고 노력한다면 뇌 가소성이 발휘되어 개선 효과를 기대할 수 있다. 또한 새로운 방법을 시도하여 새로운 습관이 형성되면 본인도 모르게 좋은 변화를 체험하게 될 것이다.

나쁜 습관인 줄 알면서도 새로운 방법을 만들지 않는다면 언제나 똑같은 상황에서 계속 반복되는 고통에서 벗어나지 못하고, 옛 방식대로 반복된 체험을 하게 되기 때문에 어떤 상황에서든 문제가 인식되면 지체 없이 바른 습관을 형성시키는 지혜가 필요하다.

에너지 법칙을 이해하고 긍정적으로 받아들이려면 참고로 '양자역학'과 관련된 영상을 챙겨 볼 것을 권장한다. 양자역학의 영상을 보고 이해하고 나면 에너지 법칙을 수용하게 되어 필자의 설명이 더 설득력이 생길 것 같다. 우주공간에 빈틈없이 가득 채워져 있는 에너지에 대한 순환법칙은 아는 사람만이 의도대로 잘 활용할 수 있다. 인간의 뇌는 약 1,000억 개의 신경 세포로 형성되어 있으며 세포의 근본은 원자와 전자이다. 그렇기 때문에 우리의 몸은 한시도 멈추어 있지 않고 끊임없이 움직이며 세포의 형질을 따른다. 이러한 순환법칙에 따라 새로운 세포들이 만들어지고 오래된 세포는 사멸되는 과정을 반복하며 변화무상함으로 생명을 유지해 나가고 있다.

이렇게 생동하는 생명이기에 에너지의 변화원리를 이용하여 본인의 문제도 개선할 수 있다는 것을 인식할 수 있다. 또한 잘못된 것은 바로 잡을 수 있다는 가능성을 믿고, 마치 주문을 외우듯이 자그마하게 반복하다 보면 단기기억 상태에서 장기기억 상태로 전환되어 '의식' 수준이었던 것들이 '무의식'적인 단계로 바뀌어 간다. 이렇게 의식적이든 무의식적이든 반복 학습을 꾸준하게 실천하여 안 좋은 습관을 바꾸거나, 새로운 습관을 만들어 가는 과정이 된다. 이렇게 세포의 변화 과정은 나이와 상관없이 가능하지만, 다만 생성 시키는 속도의 차이는 있다. 왜냐하면 나이가 들어가면 갈수록 세포 분열 주기가 조금씩 느려지기 때문에 나이가 많아질수록 습관 수정 기간이 길어진다고 보면 된다.

그러나 몸에 정성을 들이고 의식을 집중한 만큼 변화를 이루어 낼 수 있기 때문에 포기하지 않고, 꾸준히 운동하며 규칙적인 생활과 영양이 공급된다면 조금 나이가 들어도 가능하다. 그것은 곧 습관을 바꾸기가 새롭게 형성시키는 것이 가능하다는 이야기이다. 본인도 인식되지 않는 나쁜 버릇이 있다면 조그마하게 꾸준히 행위를 반복하다 보면 세포들이 크랩 모양으로 이어지면서 자동 기억이 형성되고 꾸준하게 반복한 만큼 변화가 따르게 되며 장기기억에서 자동 기억으로 넘어가게 된다. 마치 매일 삼시세끼 밥을 먹듯이 내가 바라는 행동을 꾸준하게 실천하다 보면 바라고 원하는 것들이 의도대로 이루어짐을 알 수 있다.

이렇게 습관이 오래되면 보이지 않는다는 반복 학습의 원리를 생활 속에 적용해 이루고자 하는 염원을 담아 세포의 변화무상함을 이용한다면 내가 원하는 꿈, 나의 성공적인 삶의 형태를 의도적으로 바꿀 수도 있게 된다. 이런 원리를 알고 생활에 적용하는 것은 나의 삶을 좀 더 의미 있고, 아름답고 가치 있는 삶으로 설계할 수 있는 능력이 되며, 꾸준함을 실천하여 꿈을 이루는데 많은 원동력이 될 것이다.

수면의 특성은 자율신경계를 지배하는 것에 따라 결과에 영향을 미칠 수 있기 때문에 마음을 조율하는 능력이 필요하다. 자율신경이 몸과 마음을 연결하고 있어 어떤 마음을 갖느냐에 따라 몸의 상태를 유지하거나 개선해 나갈 수 있게 된다. 따라서 본인이 스스로 자율신경계를 지배할 수 있을 때 자신의 수면 관리 능력이 배양된다.

자율신경계 두 신경의 시소 작용

지금까지 많이 알려진 건강의 3대 요소를 살펴보면 잘 먹고, 잘 자고, 잘 싸는 것이라고 하는 건강 불변의 진리가 있다. 그런데 이들 중에 잘 자지 못하게 되어 인생 삼분의 일이라는 아주 많은 시간이 평화의 시간이 아니라 고통의 시간이 되어 어려운 시간을 보내게 된다면, 얼마나 안타까운 일이 되겠는가? 이것은 결코 남의 일이 아니라 누구나 겪을 가능성이 있는 대중적인 문제이다. 다만 주기적으로든 지속적이든 이것으로 인해 고통의 시간을 보내고 있는 사람이 늘어가고 있다는 것이다.

이들의 고통은 무엇으로부터 시작되는지 그 근원을 찾아가는 것도 해결책이 될 수 있어 다방면적 측면으로 바라보고 해석해 보자. 급변하는 현대인들에게 많이 발생하고 있는 문제들이 어디서부터 시작되고 있고, 무엇이 문제인지를 고찰해 보면서 수면 상태에 대한 해결책들을 알아보도록 하자.

몸은 자고 싶은데 마음이 따르지 않는다? 아니면 마음은 자고 싶은데 몸이 따르지 않는다? 이것은 다른 것 같지만 같은 맥락으로 볼 수 있다. 그 이유는 몸과 마음이 하나로 연결되어 있기 때문이다. 즉 몸이 불편하면 마음이 불편하고 마음이 불편하면 몸이 불편하게 느껴지는 것은 이 둘이 하나로 연결되어 있기 때문이다. 그렇다면 무엇이 어떻게 연결되고 있다는 것일까? 그 연결고리는 뇌에서 이루어지며 뇌 안의 신경이 하나로 이어주는 역할을 한다. 그러한 신경에 대해서 알게 되면 우리의 몸과 마음을 어떻게 관리하고, 치유해야 하는지도 알 수 있게 된다. 그렇다면 우리 몸속에서 수면과 연관되는 신경이 있다면 어떤 신경들이 있을지 간략하게 짚고 넘어가 보자.

우리 몸의 건강을 결정지을 수 있는 것은 무엇보다, 신경들의 작용이 많은 영향을 미친다. 신경은 의식 신경과 무의식 신경 등으로 크게 구분할 수 있다. 의식 신경은 뇌의 명령에 따라 움직이는 작용을 하는 것에 비해, 무의식 신경은 온몸에 분포되어 있는 감각신경으로 외부 자극이 느껴지는 순간, 생명의 위협이 느껴지면 뇌의 판단을 따르지 않고 바로 척수신경 뒤 뿔로 들어가 운동신경이 반응하게 하는 시스템으로 이루어져 곧장 운동신경 작동을 유도하여 우리 몸을 보호하고 있는 감각(반사)신경이다. 이처럼 자율신경은 뇌에 영향을 받는 것보다 자극에 즉각 대응하여 몸을 보호하고 있다. 또한 인간의 심리적인 상태를 수용하여 반응하기 때문에 어떤 마음을 갖는가에 따라 몸 상태를 조율하는 데 중요한 역할을 한다. 이러한 작용이 있기 때문에 스스로 몸과 마음의 조절이 가능하다는 것을 알 수 있다.

자율신경계의 작용을 잘 이해하게 되면 스스로 건강을 어떻게 관리하여야 하는지 알 수 있기 때문에 모든 사람은 본인의 건강 문제를 스스로 해결하기 위해 알아야 할 기본 상식이라고 생각한다. 자율신경은 교감신경과 부교감신경으로 구분되어 있는데 이 두 신경은 서로 시소처럼 한쪽을 올려주면 한쪽은 내려주는 형식으로, 우리 몸의 항상성을 유지하기 위해 서로 대항작용을 하는 듯이 장기와 심장, 내·외분비샘 등을 통제하며, 일정한 상태를 유지하기 위해 조율해 나가는 감각신경으로 인간의 건강을 지켜주는 고마운 신경이다.

이렇게 자율신경은 몸과 마음이 연결되어 있으면서 감각기능을 겸하고 있기 때문에 마음으로 조율도 가능한 부분이 있고, 감각적인 부분은 무의식 신경으로 전신에 배치되어 있기 때문에 전선처럼 배설 되어 있는 부분들을 찾아 풀어주면 무수한 질환들이 치유될 수 있다. 이러한 신경 작용을 충분히 이해하고, 이런 시소적인 반응과 작용을 스스로 잘 활용하게 된다면 불면증뿐만 아니라 불치로 알려지고 있는 여러 가지 부분들이 해결될 것으로 생각한다.

자율신경은 대부분 시상하부에서 제어하고 있다. 이 신경의 활성은 무궁무진하지만, 일반적으로 많이 알려진 부분에 대해서 간단하게 표를 작성하여 두 신경의 차이점을 설명하여 이해를 돕고자 정리해 보았다. 자율신경은 무의식 신경으로 뇌의 명령을 받지 않고 내외적인 몸의 감각을 자율적으로 스스로 판단하여 활동하며 생명의 항상성을 유지하는데 주력으로 움직이기 때문에 자율신경이라는 명명 어가 붙여져 있다.

자율신경계의 교감신경과 부교감신경의 반응 차이점

구 분	교감신경	부교감신경	참 고
스트레스 상황에 대응하는 분비물질	노르아드레날린 노르에피네프린	아세틸콜린	(시냅스 간의 신경전달 물질은 아세틸콜린이다)
체온조절(36.5도유지)을 위해 땀 분비	체온을 식히기 위해 땀 분비 증가시킴	정상체온 유지	
혈압과 심박동 수	혈액을 많이 공급하기 위해 증가시킴	편안한 상태를 위해 감소시킴	
소화기관	소화기관 근육활동 저하시킴	연동운동 및 소화액 분비 증가시킴	
호흡수	산소 공급책으로 빨라진다	기관지 수축으로 감소	
혈 액	근육으로 혈액을 보내 힘을 쓰게 한다	소화계로 많이 보냄	
타액(침샘)	감소 (진한 침 조금 분비)	증가(소화효소 분비) (많은 양의 묽은 침 분비)	
동 공	확대 된다	영향 없음	
상황 대응 동작	공격하거나 도피 (fight or flight)		
뇌 의식활동	기민성(날쌘 반응)	평상심 유지	

이처럼 위 두 신경은 건강 상태를 유지하기 위해 섬세하고 세심하게 자율적으로 움직이며 항상성을 유지시키기에 우리는 정상체온을 유지할 수 있고, 정상적으로 심장박동이 뛰며 의식하지 않아도 저절로 호흡이 이루어지고, 먹고 싶은 것 마음껏 가리지 않고 먹어도 알아서 소화시켜 주기에 우리는 이렇게 건강을 유지하며 살아갈 수 있다. 또한 호르몬과 신진대사 작용도 한 치의 어긋남이 없이 정확하게 조율해 주고 있기에 이렇게 시간을 보낼 수 있다. 몸이 활동하는 시간에는 교감신경이 활성화되며, 휴식을 취하는 시간이 되면 부교감신경이 활성화되는데, 이렇게 두 신경은 서로 시소처럼 오르면 내려가고, 내려가면 올라오는 마치 밀도에 밀리듯이 서로 견제하면서 보편적으로 어느 한쪽이 30% 정도 우위를 차지하는 형태로 생명현상을 유지시켜 나가고 있다.

그러나 이러한 자율적 작용이 잘 되지 않는 상태를 **자율신경실조증**이라 하는데 흔하지는 않으며 이러한 자율신경실조증 발생원인은 심한 스트레스 등 몇 가지 원인에 의해 기인하는 것으로 밝혀지고 있다.

밤이 두려운 사람들

밤이 되어 안전한 수면의 상태가 주어질 때 에너지를 재충전하는 시간이 되며, 아침이 되면 온몸이 개운하고 가벼워지는 것이 수면의 효과이다. 그런데 이렇게 좋은 수면시간을 갖지 못하고 밤에 몸을 뒤척이며 날밤을 새우는 사람들이 있다.

세상에는 병도 많고 약도 많다. 이런 말은 특정 부위의 기능이 떨어졌을 때 약해진 기능을 보충하기 위한 식품이나 약을 복용하고, 그 기능이 좋아지는 경향이 있을 때의 이야기이다. 그런데 불면증의 경우는 조금 다른 원인들이 있다.

잠자리에 눕자마자 잠이 드는 사람이 있는가 하면 아무리 자려고 발버둥을 쳐도 잠들지 못하여 긴 밤을 지새우는 사람도 있다. 그로 인하여 자고 나도 몸이 천근만근이라고 하는 사람들을 우리 주변에서도 가끔 볼 수 있다. 이런 증상들이 하루 이틀 겪다 지나가면 다행인데, 2주일 내지는 그 이상의 기간이 지나도 지속되는 경우에 혼자 고통의 시간을 보내기가 어려워 전문의를 찾아가게 되고, 결국 약까지 복용하게 되는 상황까지 진행이 된다. 또한 여러 병원을 다니다 보면 해결책으로 병리학적 접근법 등으로 치료에 들어가기도 한다.

불면증은 수없이 많지만, 뚜렷한 원인이 아직 밝혀지지 않다 보니 다양한 원인으로 발생되는 증상에 대해서 확실한 치료법도 아직은 없는 실정이며, 고충을 호소하는 요인에 맞는 약을 처방하는 편이다. 다행히 효과를 보는 사람도 있는가 하면, 여러 가지 방법을 동원하여도 효과가 나타나지 않아 약량만 늘리다 지칠 대로 지친 사람도 있다.

불면증의 특성이 자신에게는 고통스럽지만 다른 사람에게 이해받지 못하는 문제가 있는 증상으로 이미 질병으로 분류되었지만 불면증을 완치하는 약은 아직 개발되지 않았다. 현재 나와 있는 약들은 개선 효과가 그리 많지 않아 밤 시간이 되면 두려움의 시간으로 다가올 만큼 당사자들은 힘들어하고 있다.

매일 밤 자정이 지나면 바로 새벽의 시간이 다가오는 시간임을 인식하며 지나가는 시간을 느끼면서, 뜬눈으로 밤을 지새우는 불면의 고통으로 낮보다 더 힘든 밤의 시간을 보내는 사람들에게는, 밤의 평화는 잊혀져 가고 홀로 깨어 있는 것 같은 불안한 마음으로 밤에 잠을 못 자고 차라리 일어나 일이라도 하며 보내게 될 때도 있다.

이렇게 잠의 결핍과 그로 인한 불면의 고통이 찾아와도 스스로 통제할 수가 없고, 이미 찾아온 불청객을 물리치지 못하고 불면의 동지가 되어 밤 시간을 맞이하더라도 원인을 알지 못하니, 무대응으로 보내게 될 뿐이다. 딱딱하고 어려운 책을 읽으면 잠이 온다는 이야기가 있어 그런 방법도 시도해 보고 좋다는 방법들을 시도해 보지만 기대한 만큼 개선되지 않는 한계에 부딪히게 되는 상황….

자야 할 시간에 자지 못하면 뇌의 피로가 빨리 온다는 것을 체험하기도 하고, 각성상태가 수그러들지 않는 것을 알게 될 때 그 시간은 이미 새벽을 향해 흐르고 있고, 푹 한번 자고 싶은 마음하고는 다른 상황으로 돌아가는 것을 알게 된다. 그러다 어느 순간에 공복감을 느끼게 되고 결국 자리에서 일어나 냉장고 문을 열어 무언가로 공복을 채우고 난 뒤 식곤증처럼 그대로 잠이 들기도 한다. 그렇게 아침에 일어나면 먹는 만큼 몸이 붓거나 불편함을 느끼게 될 때, 괜히 먹었다는 자책과 함께 밤의 불편을 다시 한번 떠올리게 된다.

그러다 보면 밤 시간은 유독 빨리 지나가고 정상상태가 되어 불편하지 않아도 될 일인데…. 남모르게 지내는 밤의 시간은 오로지 당사자 자신만이 감내하며 불을 켜지 못하는 시간을 보내는데, 온몸으로 느껴지는 불편함을 알면서도 해결책을 찾을 수 없는 밤에 SNS를 뒤적이다 보면, 각성의 상태는 더욱 심화되고 기대의 시간은 후딱 지나가 버린다. 이미 새벽이 되어 일찍 잠든 사람은 벌써 새로운 날의 준비를 위해 기척 소리를 내고 있을 때 이제야 잠을 자기도 어중간하고 일어나기도 아쉽게 되는 시간을 맞이하며, 이제라도 자볼까 그냥 일어나버릴까를 고민하는 순간을 맞게 된다.

사람에게 기본으로 깔린 욕구 중 하나인 '인정에 대한 갈증'을 유난히 느끼는 사람이 있다. 어느 순간에 타인으로부터 인정을 받게 되면 기분이 들뜨는가 하면, 반대로 어떤 상황에 인정받지 못하고 외면당하거나, 무관심한 듯한 눈빛만 스쳐도 그날 밤은 꼬박 뜬눈으로 지새울 만큼 뇌파가 불안정해진다. 그만큼 의식이 내부에 집중하지 못하고 외부에 쏠려있다는 것이다. 그럴수록 성격은 예민해지고, 불안정한 만큼 뇌파가 잘 떨어지지 않는 상태가 지속되게 된다.

이런 상태에서 어떻게 뇌파가 쉽게 떨어지겠는가…. 이럴 경우를 대비해서라도 충분한 자기애를 갖는 습관과 방법을 터득하여야 할 것이며, 자신의 칭찬을 일색으로 자아 존중을 되새기며 타인으로부터 자신을 보호하는 것은, 오직 자기 자신밖에 없다는 것을 유념하여 자신을 믿고 사랑하며 외부에 의존하는 마음을 바로잡아 스스로 당당한 인격체로 맞서는 자세가 우선되어야 할 것이다. 스스로를 보호하는 마음이 커지면 외부적인 상황으로부터 오는 마음의 상처를 크게 받지 않아 불면을 예방할 수 있고 또한 치유하는 힘이 생긴다.

과다한 정보 세계를 살아가는 현대인

뇌가 있는 모든 생명은 모두 잠을 자게 된다. 수면시간의 중요성은 앞 장에서 수차에 걸쳐 설명하였다. 인지력이 있는 인간은 수면과 뇌파를 분리할 수 없으며 마치 우리 몸의 모든 기능들이 명칭이 부여되어 작업을 하듯이, 수면도 별개의 기능으로 보고 생명을 유지하기 위한 과정으로 이루어지는 것들을 이해하게 된다면, 불면증으로부터 해방되는데 많은 도움이 될 것이다.

뇌의 휴식이 곧 온몸의 휴식으로 이어지며 인체는 잠을 자는 동안에 스스로 회복하는 자연치유의 시간을 갖게 되는데, 특히 자는 시간에 소화계가 휴식을 취하게 되는 반면에 대사계는 부지런히 일을 하게 된다. 뇌파가 떨어지면 자연스럽게 몸이 이완되고 늘어져 있는 상태가 되었을 때, 관절과 세포들 사이사이에 순환이 이루어져 세포들은 더욱 빠른 속도로 재생의 시간을 갖게 된다. 퇴화되거나 필요 없는 것들은 쓰레기처럼 분리하고 처리하는 과정이 진행되는 시간이 되기 때문에, 어둠이 깊은 시간 11시에서 3시 사이에 잠을 자는 것이 중요한 이유이기도 하다.

그래서 이 시간대는 깊은 숙면의 시간이 되도록 온몸을 완전히 이완된 상태로 만들어 순환과 대사가 잘 이루어지도록 뇌파가 많이 떨어져야 하며, 수면이 부족하거나 수면을 취하지 않는다면 그만큼 몸의 순환이 누적되기 때문에 피로도 쌓이고 소화계의 효소 분비가 부족하여 몸이 냉한 사람은 설사가 유발되기도 하는 것을 볼 수 있다.

문명의 변화가 심한 현대를 살아가는 젊은 세대들은 물론 중·장년층에서도 이상심리를 체험하거나, 심한 경우에는 정신적인 장애도 경험하는 것으로 인하여 불면증을 호소하는 사람들이 많아지는 추세에 맞춰, 학계에서도 불면증 본질에 대한 연구와 원인 극복을 위한 다양한 치료 방법과 수면 습관 및 개선 방법 등에 대한 자료들을 발표하고 있다.

과다한 정보 세계를 살아가고 있는 현대인들은 수면 부족을 호소하게 되는데, 신경을 많이 써야 되는 학문을 연구할 경우 베타파(13-30Hz)가 지속되게 되고 뇌를 사용할수록 뇌파가 잘 떨어지지 않는 성향이 있다. 이럴 경우 밤이 되어도 수면으로 이어지지 않아 뜬눈으로 지새우게 되는 경우가 많고, 이로 인한 후유증을 호소하는 사례가 급증하고 있어 심리적인 불안증과 만성불면증에 시달리고 있는 인구수가 갈수록 높아지는 원인 중의 하나이기도 하다. 그 외에도 다양한 원인이 있는데, 이런 실정에 대비하기 위한 환자들의 치료적 접근방법으로 행동적 치료 내지는 이완 훈련과 장기적 스트레스 요인의 개선과 더 나아가 약물치료 등에 대한 개선과 부작용 등도 꾸준히 연구되어야 할 부분이다.

무생물의 기계들이나 물건들은 마모되거나 고장 나면 교체를 반복하여 지속 사용할 수 있지만, 생명체인 인간은 세포가 재생되는 기능이 있기 때문에 교체하지 않고 수면시간을 잘 지키기만 하여도, 모든 세포는 자연 면역력에 의해서 자동으로 재생되는 시스템이 돌아가 생명을 이어가고 있다. 잘 자고 나면 피부가 촉촉하게 유지되는 것은 밤사이에 유익 호르몬들이 순환되고 분비되었다는 것을 입증하는 증거이기도 하다. 이런 것들을 자연화장품이라고 얘기할 만큼 노화를 방지하고 예방하는데 아주 좋은 자연현상이고 생명현상이라 할 수 있다.

이에 반하여 밤새 잠 한숨 못 잔 사람은 굳이 이야기하지 않고 꺼칠해진 피부만 보더라도 밤새 피로의 누적 상태가 이미 피부로 드러나고 있음을 알 수 있다. 내분비의 장애는 물론이고 피부 상태까지 부석거리게 하는 불면증으로 인하여 인체에 미치는 영향들은 몸과 마음의 상태로 많이 나타나게 된다. 심하면 자신감마저 떨어지게 하는 것을 볼 수 있다. 불편함을 느끼면서도 스스로 물리치지 못하는 자신의 한계를 느끼며 스스로에 대한 상태를 다른 면으로 느끼게 된다. 또한 불면으로 인한 에너지 소진이 재충전 시간을 대신하게 되었으니 얼마나 지치고 피곤함을 느끼게 하는지 알 수 있다.

이렇게 자주 지치다 보면 어느 순간에 알아차리거나 포기단계에 이르기도 한다. 누구의 잘못도 아니다. 다만 스스로가 뇌파가 떨어지지 않는 상태에서 생활하거나 그런 상태에서 벗어나지 못한다는 것을 알고 나면, 세수하다 코를 만지듯이 쉬운 일인데도 어렵게 되어버렸다. 본래 자연스러운 상태가 바로 정상상태로 누구나 회복될 수 있는 근본의 상태이며 언제든 다시 돌아갈 수 있다. 간혹 모든 것을 놓아버리면 속박에서 벗어나 긴장이 풀리면서 의외로 간단하게 해결되기도 한다.

뇌파를 알면 수면이 보인다

생명은 파동에 의해서 에너지가 전달되고 변화되는 것이지만 적당하게 조율될 때 안전한 상태가 되는 것이다. 수면을 좌우하는 뇌파는 수면과 절대적인 관계라 할 수 있어 뇌파에 대해서 알아보고 어떻게 하면 뇌파를 잘 떨어뜨릴 수 있는가에 대하여 인식하는 시간을 가져보자.

뇌파가 떨어지지 않는 것이 각성이고 뇌파가 많이 떨어지는 것이 곧 수면 상태가 되는 것이다. 즉 뇌에 파동이 요란하게 치고 있는 한은 수면으로 들어갈 수 없기 때문에 이런 파동에 대해서 기본으로 알고 나면 스스로 상태를 개선하는 방법을 찾아 여러 방법을 시도하는 데 도움이 될 것이다.

통상적으로 다루고 있는 뇌파의 종류는 5가지로 분류한다.

1. 델타파(delta wave)
2. 세타파(theta wave)
3. 알파파(alpha wave)
4. 베타파(beta wave)
5. 감마파(gamma wave)

위 5가지 뇌파를 도표로 그려 간단하게 정리해 보았다.

구 분	주파수	감정상태 (수면상태)	의식상태	뇌 반응 부위
감마파 (gamma wave)	30Hz 이상	갈등, 화남	외부의식	신피질
베타파 (beta wave)	13~30Hz	일상생활, 긴장	현재의식	신피질
알파파 (alpha wave)	8~12Hz	명상,편안 (렙수면)	잠재의식	구피질
세타파 (theta wave)	4~7Hz	평화 (렙수면)	심잠재의식	뇌간
델타파 (delta wave)	1~3Hz	우주심 (논렙수면)	무의식 /초의식	뇌간 /송과체

• 뇌파에 영향을 주는 것

너무 뇌파가 안 떨어져 잠자리에 들어서도 각성이 된 사람의 각성장애가 있는가 하면, 아무리 정신을 차리려고 해도 눈이 떠지지 않고 각성이 되지 않음을 호소하는 과다수면장애가 있는 사람도 있는데 이런 현상들은 무엇 때문일까?

불면증은 성격과 무관하지 않다고 할 수 있을 정도로 평소 올라오는 생각과 감정들이 뇌파 작용에 밀접한 관련이 있기 때문에 "상관관계가 있다."라고 볼 수 있는 것이다. 보편적으로 뇌파는 성격이 예민한 사람들에게 파동치는 뇌파 작용을 볼 수 있지만 뇌파가 잘 떨어지지 않는 성격은 보편적으로 타인을 의식하는 경향이 많은 사람들이다. 의식이 언제나 외부에 나가 있으니, 밤이 되어도 잘 떨어지지 않으며 이런 성격의 소유자들이라면 수면의 부재를 체험하거나 느끼고 있을 것이라 짐작된다.

우리가 이미 양자역학에 대해서 이해하고 있는 것처럼 에너지 파동의 순수 에너지는 자연스러운 상태에서 규정을 두지 않고 끊임없이 움직이고 있고, 인간의 심리적인 파동이 에너지 파동에 영향을 미치기 때문에 에너지의 밀고 당김을 주도하고 있다는 것을 알 수 있다. 즉, 아원자는 생각의 파동이 개입하기 전까지 그저 파동적인 에너지로 존재하다가 인간의 의식이 관찰을 시도하는 순간부터 입자들이 움직임의 영향을 받아 관찰자가 짐작하고 있는 방향대로 움직이게 되며 물질화되는, 즉 형상화가 나타나는 것을 관찰할 수 있는 것처럼 인간의 의식이 관여하기 전까지는 물질이 존재하지 않는다. 관찰자의 의식이 관여하게 되면서부터 변화되는 것은 순수한 에너지는 제로(0) 상태이기 때문에 미세한 발상이 무수하게 변화 가능한 작용이 있다는 것을 알게 한다.

이처럼 뇌파 또한 본인의 생각에 따라 변화무상하게 변화될 수 있다는 것을 알 수 있다. 평소에 주로 어떤 상태의 의식으로 생활을 하고 있는지, 또 어떤 감정을 자주 느끼는지에 따라 뇌파 상태가 결정된다고 볼 수 있다. 그래서 각자의 뇌파 상태가 각자의 의식에 따라 달라질 수 있지만 보편적인 생각과 생활은 비슷하게 보일 수 있다.

파동이 많이 일어날수록 에너지 소모도 높아지며, 파동이 적을수록 에너지 소모가 줄어들고, 안정적이며 평화로운 상태라 할 수 있다. 수면의 상태에서는 외부적인 자극을 인식하지 못하기 때문에 안정적인 파동이 이어진다. 의식이 들어오는 순간부터 의식에 따라 파동의 변화가 일어나며 파동이 달라진다.

뇌파는 평소에 어떤 생각을 하느냐에 따라 주파수 영향을 많이 받기 때문에 습관이 중요하다. 그것은 그 사람의 의식 수준이라고 할 수 있지만 어떤 의식이 습관화 되어 있는가가 그 사람의 뇌파 상태이고 외부적인 상태를 평가할 수 있다. 평소 생활 습관이 화를 잘 내거나 예민한 성격은 항상 뇌파가 불안정한 상태로 베타 파장을 보이기 때문에 다른 사람보다 피로감을 많이 느끼게 되는데, 그만큼 파동치는 뇌파가 에너지 소모를 많이 하고 있다는 증거이다. 항상 그런 상태에 놓여 있게 된다면 일의 능률도 떨어질 뿐만 아니라 지속적인 스트레스 호르몬 분비로 몸에도 악영향을 미친다고 볼 수 있다.

뇌는 매 순간 파동이 오르내리기를 반복하며 상황을 인식하고 느끼는 대로 반응하기 때문에 조율 또한 가능하다. 뇌파를 떨어뜨리기 위해 생각을 바꾸게 된다면, 인식한 대로 뇌파가 조율되며 변화무상하게 움직인다는 것을 알 수 있다. 생명의 이런 유기적인 관련성은 수면의 질과 양에도 영향을 줄 수 있어 파동을 이해하고 스스로 조율하는 방법을 터득할 필요가 있다.

이처럼 뇌파는 수면과 불가분의 관계인 만큼 생명이 유지되는 동안은 살아있음의 생명현상으로 파동을 치고 있고 생사를 구분하는 것으로, 병원에서는 뇌파가 움직이지 않고 정지 상태일 때 사망진단을 내리는 것이다. 과거에는 심장이 멈추면 사망진단을 내릴 때가 있었지만, 지금은 의술이 발달하여 심정지 상태에서도 심폐소생술 등을 실시하여 생명을 연장하는 사례가 많이 발생하고 있어 현대는 뇌파가 정지된 상태를 '뇌사' 상태로 보고, 생명의 끝이라고 판단하게 되었다. 그만큼 뇌의 파동은 생명 활동에 지대한 역할을 하고 있음을 알 수 있다.

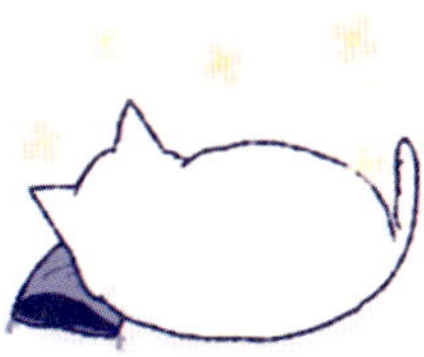

불면증 극복의 로드맵

어떠한 상태가 '수면'이라고 말할 수 있는가에 대한 개념이 정리되고, 수면에 대한 관념을 바뀌면 습관적이라고 생각했던 불면의 상태에서 벗어날 수 있을 것이다. 수면은 신피질의 생각 작용이 멈춘 상태로 에너지 활동이 극소로 줄어들고, 뇌파가 떨어져 의식이 수면 아래로 내려가 인식 작용이 이루어지지 않아 뇌의 파동이 고요한 상태를 유지하며, 오로지 생명현상을 유지하는 뇌간의 작용만이 이루어지고 있는 상태로 수면 주기만 몇 차례 오르내리기를 반복한다.

뇌파가 안전히 정지될 만큼 떨어지면 의식이 수면 아래로 내려가 인식되지 않는 상태에서, 몸과 마음에 작용하는 무의식 신경들이 상태를 개선하기 위해 더 부지런히 움직이게 되는 시간이다. 단적으로 말하면 수면은 뇌파의 작용이고 뇌파를 빠르게 떨어뜨리는 것이 관건이 된다. 어떻게 하면 뇌파를 빠르게 떨어뜨릴 수 있을 것인가? 하는 것이 중요한 요소이며, 어떻게 뇌파를 안정시킬 것인가? 하는 것은 앞으로 풀어야 할 과제이며, 관심을 가져야 할 부분이다.

불면증 개선에 대한 구체적인 방법들을 다루게 되는 다음의 챕터에서 상세한 설명을 이어갈 것이다. 평소에 수면이 부족하게 되는 경우라 하더라도 정상상태에서는 생리적으로 방어기제가 작동하여 마이크로 수면 상태를 취하면서 부족한 수면의 양을 채워가게 된다. 마이크로 수면 상태란 보통 2~10초 정도의 짧은 시간으로 자신도 모르게 깜빡 잠드는 행위이다. 일과 중에 이런 현상들이 자주 반복되게 되면 사고로 이이질 수 있기 때문에 일하는 시긴은 각성이 되어야 하고, 특히 운전 중에 이런 현상이 일어난다면 생명과 직결되는 문제가 발생할 수 있기 때문에 수면은 저녁 시간에 충분하게 이루어져야 안전사고로부터 해방될 수 있을 것이다.

그러나 생명 유지에 필요한 잠을 자기 위해 잠깐 조는 이런 방식을 취해서라도 부족한 수면을 보충하려고, 생체리듬과 항상성이 상시 발동하여 생명의 안전한 상태를 유지하려 한다. 그러나 정보의 시대를 살아가는 현대인들에게는 재미와 흥미를 유혹하는 플랫폼들이 난무하다 보니 자칫하면 수면의 질과 양이 떨어질 수 있어, 절대적으로 저녁 시간만큼은 잠을 자는 좋은 습관이 필요할 때이다. 스스로 몸과 마음을 잘 관리하여 휴식과 함께 수면의 길로 자연스럽게 이어지도록 하는 것이 좋다.

인간의 몸은 신비하게도 보이는 몸의 병이 있고 보이지 않는 마음의 병들이 있는데, 불면의 경우는 잠들지 않는 것이 병이라기보다는 부족한 수면으로 인하여 다른 질환들이 발생할 수 있기 때문에 필요한 수면시간을 잘 지키는 것이 중요하며, 생명을 이어가는데 기본 중의 기본이라 할 수 있다. 일생 중의 삼분의 일이 필요할 만큼 막중한 시간을 투여해야 하는 것은 기계와 다르게 생명의 리셋 시간이 필요하기 때문이다. 그 시간에는 모든 세포가 새롭게 내일을 살아가기 위해 필요한 재충전의 시간을 보내게 되기 때문이다. 이렇게 많은 시간이 필요한데, 그냥 놓친다면 당장에 얻어지는 어떤 것보다 잃게 되는 건강 측면의 손실 피해가 따른다는 것을 명심해야 한다.

일상의 걱정이 불면으로 이어진다면 안타까운 시간을 보내게 될 수 있으니 기왕이면 삶의 패러다임을 긍정으로 받아들이고 좋은 에너지를 활용하는 방법을 찾아 보자. 언제나 새로운 탄생은 희망이고 기쁨이다. 매일매일 이러한 소중한 시간을 맞이하면서 가슴이 벅찬 기쁨에 대한 감사함의 함성을 질러본 적이 있었던가? 또한, 우리에게 주어지는 소중한 시간과 거듭남의 시간들을 매사에 감사하며 살아가는 것이 삶의 바탕이 되어 있는가? 모두에게 주어지는 공평한 시간과 공평한 공기와 공평한 자연환경은 모든 인간에게 축복이다. 함께 공존하는 생활 파트너들에게도 더 희망이 되어야 하고 더 힘이 되어주는 공존의 파트너로서 관심과 감사와 배려가 필요할 것임을 알아야 할 것이다.

어느 순간 어디에서 나는 누군가에게 힘든 상황을 만들지는 않았는 지…. 나의 말 한마디가 업을 짓지는 않았는지를 성찰하며 무언가 걸리는 것이 있다면 잠자리까지 가지 않도록 다 털어버리는 시간도 필요하다. 모든 것으로부터 자유로운 사람이 되어 그 어느 것에도 걸리지 않는 몸과 영혼의 자유를 누리며 삶의 목적을 향해 휴식의 시간이 필요한 밤을 맞이하자. 함께하기에 더 행복하고 감사하며 더 자유롭고 더 평화로운 공존의 의미가 감사함으로 도움 되는 시간이 되어야 할 것이다. 모두가 다 똑같지는 않다. 나와 다름을 인정하고 모든 것을 훌훌 털고 하루를 마무리하고, 매일매일 편안한 침실의 시간이 되고, 또 다른 희망의 시간이 될 수 있도록 모두와 스스로에게도 격려와 사랑이 필요하기도 하다.

정신세계는 사소한 것에 사고하게 되고 원인 규명 또는 해명의 시간을 갖기 위해 소중한 시간이 의미 없이 사라질 수 있으니, 매사에 감사하고 매사에 기뻐하며 모든 것을 긍정적으로 생각하는 습관이 어쩌면 모든 문제를 해결할 수 있는 열쇠가 될 것이라 생각한다. 정답은 의외로 간단하고 명료하며, 모두가 함께 나누고 하나가 될 때 더 행복함을 느낄 수 있는 것은 서로에게 희망이 되고 서로 희망을 주기 때문이다.

백 년을 살아간다면 30년을 수면의 시간으로 보내야 하고 그 30년은 70년의 시간을 잘 보내기 위해서 꼭 취해야 하는 소중한 시간이 된다. 혼자 잘 살기 위해서 노력하는 것보다 모두가 함께 잘 살아갈 수 있는 대도를 구상하는 사람을 성인이라고 하며, 각처에서 이런 성인군자들이 만연하게 출현하게 될 때면 마음 걱정 없이 편안한 잠자리를 맞이하는 사람들이 늘어 타인으로부터 상처받지 않아 신경성으로 잠 못 이루는 고통의 시간을 보내지 않게 되리라 생각한다. 모두가 스트레스 덜 받는 사회를 꿈꾸며 또한 자신의 내면으로 의식을 돌려 혹여 부정심과 바라는 마음은 없는지 자신의 모습도 관찰하는 시간을 가져보기 바란다.

또한 물질 만능의 사회를 살아가다 보면 우선 가치를 수익화에 두게 되고 밤새워 궁리하며 전전긍긍하며 보내는 이들은, 이젠 마음의 여유를 조금 더 갖고 본인의 몸과 마음에 의식을 집중하며 많은 사람들과 공존의 의미를 되새기며 이타심을 발휘하여 사랑하고 감사함의 시간을 보내게 된다면, 내 안에 주어진 의식은 성장하고 발전하여 평화와 공명하는 자유로움을 느끼게 된다. 그리고 자신의 몸과 마음을 조율하게 되어 불면의 시간이 생겨나지 않고 잘 자고 잘 먹는 건강의 지표의 삶을 영위하리라 생각한다. 이렇게 수면의 세계는 다양하고 촘촘하게 이루어지고 있다.

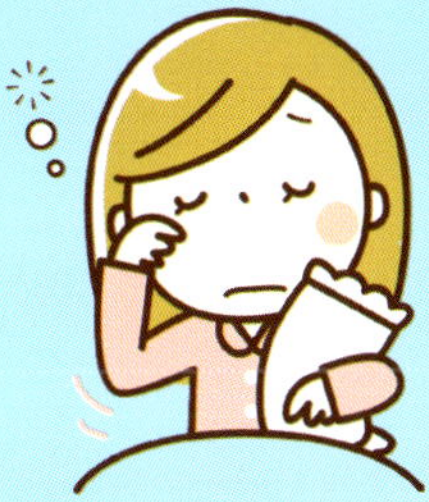

04

불면증이 생기는 원인

| 스트레스와 본인의 생활 습관
| 뇌파 안정을 방해하는 나의 감정보기
| 동물에게도 불면증이 있다?
| 신체 사용이 적은 경우
| 스트레스로 인한 신경 상황
| 늦게 자는 지연성 수면
| 수면의 질이 뭐길래?

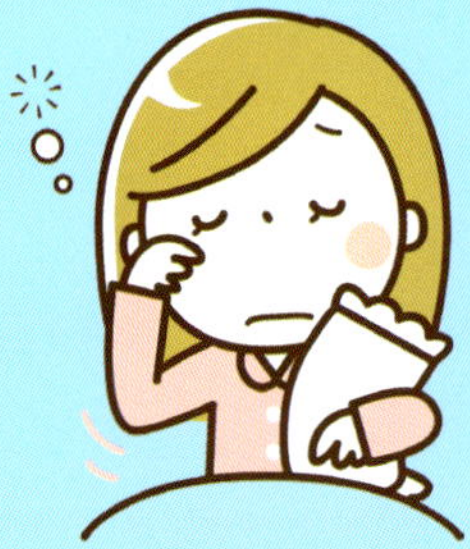

4장 불면증이 생기는 원인

스트레스와 본인의 생활 습관

불면증의 원인은 몸적인 차원에서 발생할 수 있으나 마음적인 작용에 의해서 발생하게 되는 경우가 많다. 보편적으로 보면 마음적인 작용으로 부재를 느끼게 되는 경우가 더 많은 것으로 나타나는데 그것은 몸과 마음이 연결되어 마음에 의한 몸적인 작용이 이어지는 것이며, 호르몬 분비가 적게 일어나는 것도 낮 동안에 햇볕을 받지 못하는 등의 생리적인 현상이 있을 수 있으나 대부분은 마음 작용에 의해서 발생하는 경우가 상위하다. 또한 이러한 작용들은 수면에 영향을 미치는 뇌파와 직결되기 때문에 잘 알아야 한다.

뇌파와 생각과 의식은 모두 뇌에서 일어나는 작용이며 크게 보면 생명 현상 메커니즘의 하나로 볼 수 있다. 이들을 쉽게 접근시키기 위하여 각개 분리해 설명하게 되었으나 결과적으로 보면 세부적으로 이해를 돕기 위해 설명하게 되었으며, 하나하나 분리해서 반복하여 부연 설명이 이어질 수 있다는 점과 연계되는 부분들을 반복적으로 익혀나가다 보면 스스로 조율할 수 있는 힘이 생긴다는 점이 있다.

무엇보다 중요한 것은 자신 안에서 발생하고 있는 불면의 원인들이 어디에서 발생되었는지를 스스로 찾게 되면 더 간단하게 해결될 수도 있는 문제가 될 수 있고, 그 기간이 너무 오래 걸린 경우라면 아마도 몸에 습관이 형성되었으리라 생각한다. 그렇다 하더라도 어떻게 그러한 습관들을 바꿀 수 있을 것인가는 앞으로 제시하는 여러 가지 방법들을 익혀 나가면서 자신에게 맞는 방법을 시도하게 되면 많은 부분이 개선되리라 생각한다.

스트레스에 의한 것은 본인의 성격적인 원인이 가장 많이 나타나지만 근본적으로 보면, 세상에 나쁜 성격을 갖고 태어난 사람은 없다고 생각한다. 다만 환경이 그렇게 되도록 만들었을 것이고, 또한 스스로 생활에 적응하기 위해 그렇게 변해가는 것으로 볼 수 있다. 실수하지 않기 위해 자주 긴장하거나 두려움을 많이 갖게 되는 마음이, 무슨 일이든 미리 걱정하는 습관과 매사에 신경을 곤두세우는 예민한 성격으로 변해 간다. 또한, 창피함을 방지하기 위해 더 완벽해 지려고 하는 무의식적 행동 패턴이 만들어지게 되는 그러한 습관들이 누적되면서, 밤이 되어 자야 할 시간이 되어도 뇌파가 잘 떨어지지 않는 현상으로 이어진다.

대부분의 사람은 무의식적으로 몸과 마음을 안정시키려고 하는 자동적 방어기전이 있어 외부적인 자극에 민감하게 반응한다. 성격이 강한 사람은 외부적인 자극에 대해서 직선적으로 표출하고 적극적으로 대처하는 반면, 약한 사람은 방패 없이 그대로 자극 받는 상황에 노출되기 때문에 지속적인 자극을 흡수하게 되어 스트레스가 가중되게 되며 그러한 기전 또한 스스로 선택한 대응 방식으로 본인이 만들어 가는 것이다. 이렇게 약한 사람의 특성은 대부분 스트레스의 원인을 외부의 탓으로 돌리며 원망하는 경우를 종종 보거나 들을 수 있다. 이런 사람의 특성은 즉 뒷담화를 까서 스트레스를 해소하려고 하는데, 그것도 마음의 불편을 해소하는 좋은 방법이라고 할 수 있다.

이러한 방법들은 본인도 모르게 생겨난 무의식적 방어기전에 의한 관념의 틀이 만들어 내는 결과임을 알아야 한다. 이 또한 스스로 선택한 생존 방식이기 때문에 누구의 책임도 아니며 힘들지만, 스스로 해결하거나 전문가의 도움이 필요할 수 있는 상황임을 알고 대처하는 방법을 선택하여야 한다. 무엇보다 어떤 일이 있더라도 물러서지 않고 당당하게 맞서 정면으로 대처하며 해결해 나가는 힘을 길러야 하며, 어떠한 상황이 온다 하더라도 맞서리라는 강한 의지를 갖는 훈련이 필요하다. 또한 스스로 헤쳐 나가는 습관이 본인의 성장에도 많은 도움이 되고 사회생활 하는데 인간관계에도 바람직하다.

어찌 되었든 그렇게 해서 받는다는 스트레스는 교감신경을 더욱 활성화시키며, 그로 인해 보통 사람들보다 등과 어깨의 근육이 경직되고 피로가 쌓이게 된다. 특히 어깨와 목을 연결하고 있는 부위가 돌덩이처럼 딱딱하게 굳게 되어 유연성이 떨어진 만큼 만성피로감을 느끼게 되고 많이 힘들어한다. 이러한 현상은 무의식적으로 반복되기 때문에 혼자 있을 때도 그 긴장의 끈을 놓질 못하여 불면증까지 이어지는 경우가 된다.

이렇게 반복되는 증상은 아주 어렸을 때부터 받은 마음의 상처들이 누적되어 외부를 의식하는 습관으로 인하여 좀처럼 뇌파가 잘 떨어지지 않아, 편하게 쉬어야 할 수면시간까지 이어져 몸과 마음이 편하지 않고 피로감도 잘 풀리지 않는다. 몸의 피로가 쉽게 가시지 않고 뇌파가 잘 떨어지지 않아 숙면에 들지 못하고 아드레날린 분비로 인해 긴장할 때 작용하는 근육들의 경직이 더욱 악화되어 간다. 이런 사람은 경직된 부위를 만지기만 하여도 악을 쓰며 통증을 호소하게 된다. 몸과 마음이 평소에 이런 상태가 되면 머리로 올라가는 신경과 혈관들이 눌리고 막혀, 자연히 두통이 따르게 된다.

이처럼 목으로 올라가는 에너지 순환의 통로가 경직되어 좁아지게 된다면 두통이 오는 것은 매우 당연한 현상이다. 잘 풀어 주는 것도 중요하지만, 더욱 중요한 것은 충분한 잠을 깊이 자는 동안에 몸에 힘을 놓게 되어 근육들이 이완된다. 보편적으로 긴장을 잘 하는 성격이 자는 동안에도 긴장의 끈을 놓질 못하여 이것들이 누적되고 오래되면 무의식 상태까지 생활패턴과 습관이 굳어진 상태가 되어 악순환을 반복하게 된다.

아주 심한 경우가 있는데 이럴 때는 쉽지 않지만, 심리적인 치료까지 병행하여 본인도 모르는 무의식 속의 통제드라마를 보게 하여 평소의 생활 패턴을 바꾸는 방법이 있다. 그러한 습관이 언제부터 형성된 것인지 내면의 굳어진 마음을 바라보게 하는 것이다. 몸이 잠들지 않는 것은 마음의 문제가 해결되지 않아서 발생하는 경우가 더 많다.

불면증이 발생하면 신경정신과 치료로 도움받은 경우가 있는데 그래도 약물치료 하는 것보다 자연치유 프로그램으로 근원과 본질을 파악하고 스스로 마음 관리를 통해서 몸이 개선되는 방향을 잡는 것이 재발 가능성도 낮추며, 이차적인 약물로 오는 피해도 발생하지 않아 건강생활 하는 데도 도움이 될 것이다.

KSNS 스본스도 발견자 김세연 교수도 스본스도로 자연치유를 하는 사람 중 자연치유가 잘되지 않는 사람은 신경정신과 약물을 복용한 사람이라고 하였으며, 이들에게는 절대 스본스도로 치유하려고 하지 말라 하였다. 우리 몸속의 무의식 신경은 참으로 중요하고 소중하며 신이 인간에게 내린 선물이라 생각한다. '신경 청소 혁명'의 저자 '구도 치아키'(일본 뇌신경 전문의)도 "우리 몸 중에서 뇌신경보다 더 중요한 것은 자율신경이다."라고 본인의 저서에 자주 밝히고 있는 것을 볼 수 있다.

"5%는 의사가 고치고 95%는 내 몸이 고친다."의 저자 김세현 효소 전문가도 "내 몸을 내가 고치지 못하면 의사도 내 몸을 고치기 어렵다."고 하는 책을 발간하여 화제가 된 적도 있었는데, 그만큼 우리 몸은 스스로 잘 알고 있고 자연치유력은 저절로 이루어지는 시스템이기 때문에 외부적인 약물에 의존하지 말고 자연치유력을 향상시키라는 의미가 내포된 것이다.

모든 약물을 복용하면 호전반응을 보이기도 하지만 이 세상에 독이 없는 약은 없다. 고통이 크기 때문에, 약에 의존하는 심정을 모른 바는 아니지만 더 중요한 것은 자신 안에 잠재된 자연치유력을 깨우고 향상시키는 것에 있음을 인식하고 활용해야 할 것이다. 우리 몸속 세포들은 끊임없는 변화와 재생을 반복하고 있기 때문에 희망을 품을 수 있다. 나의 몸과 마음을 연결하고 있는 신경들도 다 세포로 되어있고 변화하고 있다는 사실을 믿고, 뇌활용을 잘하여 만병을 다스리는 방법을 터득하면 좋을 것이다.

뇌파 안정을 방해하는 나의 감정보기

뇌파가 떨어지지 않는 사람 중에 이런 경우도 있다. 간단히 말하면 뇌를 많이 사용하는 사람이다. 이들의 특징은 뇌를 많이 사용하기 때문에 뇌의 파동이 잘 떨어지지 않는다는 것이며, 우리 몸속의 생체리듬이 있으나 스스로 몸을 어떻게 관리하는가에 따라 파동이 다르게 반응한다. 지속해 사용하는 만큼 에너지는 뇌의 구조 중에 가장 많이 사용되는 신피질 부위에 몰리게 되고 몰려있는 만큼 또한 사용물질의 정체성도 이어지게 된다.

현대인들은 대부분 자는 시간 외에는 SNS에 몰입하는 상태로 시간을 보내고 있지만, 수익에 사활을 걸고 프로그램을 개발하는 업체들은 수요자들의 건강을 먼저 생각하기보다는 소비자들이 좋아하는 선호도를 중심으로 프로그램을 개발하여 만들어 내고 보급하기 때문에, 소비자들이 스스로 건강을 생각하고 적절히 사용 시간을 조절해 나가야 할 것이다.

이렇게 현대를 살아가는 사람들의 생활 습관은 과거에 비해 크게 달라지고 있다. 그래서 더 불면증을 호소하는 사람이 많아지는 이유가 되기도 하며, 전자파를 통한 다양한 문화를 접하며 많은 시간을 보내고 있고, 또한 많은 메스 메디아들은 흥미 위주의 플랫폼들을 만들어 내는 것들 때문에 뇌는 정보 과부하 상태이다. 더구나 크고 작은 충격적인 사건·사고들의 좋지 않은 정보들까지 무의식적으로 뇌에 저장하게 되어 기억된 정보들은 뇌 속에 남아 지속적으로 재생되거나 여러 상황에 반응하며 뇌파를 요동치게 만들기도 한다.

이렇게 뇌는 매 순간 무방비 상태로 노출되어 혹사당하고 있는 실정이며, 이로 인한 뇌의 사용은 과부하가 걸리게 되고 망가져 가는 뇌세포를 어떻게 보호하고 관리하며 휴식 모드로 돌릴 것인가를 생각하면서, 뇌의 적절한 사용 후의 재충전을 위한 프로그램의 필요성과 뇌에 정체된 안 좋은 정보들을 털어내고 지울 수 있는 에너지 정화 시간이 필요하기도 하다.

수면은 매우 자연스러운 현상이고 생명의 본태 적인 과정인데 이런 자연현상이 지속되지 않는 것은 뇌파가 잘 떨어지지 않는 현대인들에게 발생할 수 있기 때문에, 앞으로 더 많은 사람에게 발생소지가 있다는 의미로 해석할 수 있다. 즉 뇌파가 수면을 결정하고 뇌파가 떨어지지 않는 상태에서는 잠을 잘 수가 없고 또한 뇌파를 떨어뜨리는 방법도 쉽지 않다. 그런데 무엇 때문에 뇌파가 잘 떨어지지 않은 것일까? 뇌파가 잘 떨어지지 않는 사람들은 다음과 같은 사람들이 대부분이다.

완벽주의 성격의 사람들이 뇌파가 잘 떨어지지 않으며 이는 신경을 곤두세우고 일을 하며 뇌파가 안정되지 않고 파동을 치고 있다. 이는 간단하게 얘기하면 의식 신경들이 외부적인 상황을 감지하느라 파동을 친다는 의미로 해석하면 이해가 쉬울 것이다. 또한 생각이 많은 것도 노동하는 것과 같이 에너지 소모가 많이 일어난다. 그렇지만 생각이 많은 사람에게 피로도와 노동으로 오는 피로의 차이는 차원이 다르다. 뇌파 작용은 뇌파가 떨어지지 않아 뇌의 피로도이고 노동으로 오는 피로는 근육 사용으로 젖산이 쌓여서 오는 피로감을 느끼는 차이가 있다.

성향의 측면으로 보면 일상의 생활을 스스로 주도적으로 하지 못하고 남을 지나치게 의식하는 성격의 소유자로서, 방어기전의 일종으로 괜한 신경을 쓰며 생활하는 사람은 밤이 되어도 뇌파가 잘 떨어지지 않는다. 그 원인은 어려서부터 형성될 수 있기 때문에 성격을 바꾸기는 쉽지 않다. 또한 감정의 변화가 심한 사람도 마찬가지로 뇌파가 잘 떨어지지 않는다. 특히 공포나 분노의 감정이 있는 상황에서는 절대로 뇌파는 잘 떨어지지 않는다.

즉, 교감신경이 작동되는 한 뇌파는 지속해 파동을 치기 때문에 수면으로 이어질 수 없게 된다. 수면을 결정하는 것은 부교감신경의 활성도에 따라 결정되는데, 부교감신경의 활성화를 불러내기 위해서는 앞으로 제시되는 방법들을 잘 숙지하여 활용하기 바란다. 부교감신경이 수면의 길로 안내하는 것은 뇌파를 느리게 하고 안정시키는 작용을 하는 것으로 현대 의학적으로 이미 발표가 된 내용들이다.

사람의 성격은 우리 몸의 신경들에 영향을 미치고 작용하는 데 상관관계가 많음을 알 수 있다. 어떤 신경을 쓰느냐에 따라 몸의 상태가 달라지고 결과가 결정된다. 신경이 예민한 사람은 교감신경이 항상 긴장상태가 되고 대기상태로 되어있기 때문에 불면증과 깊은 상관성이 있다. 이런 성격은 또한 자기 내면의 상태를 알아차리지 못하고 방관하고 외부 탓으로 돌린다면, 원인을 제거할 수 없고 어떤 방법을 동원한다고 하더라도 고치기 어려워질 것이다. 나도 모르게 형성된 완벽주의 성격이 어느 순간부터 경계하고 긴장하는 습관이 되어버렸고, 이런 상태가 몸을 상하게 하고 병들게 만든다는 것을 알게 된다면 더 쉽게 답을 찾을 수 있을 것이다.

이런 성격은 본인 스스로 결정할 수 없었던 성장기에 두세 번 받은 실망스러운 상처들이 모여 뇌 신경회로를 바꾸게 되었고, 그로 인하여 방어적인 성격이 형성된 것이라 할 수 있다. 예를 들면 중요한 일 처리 후 인정받지 못한 경우가 몇 차례 있었다면 본인도 모르게 그런 과정을 반복하지 않으려고 긴장해 대비하며 인정받아야 안심하는 마음이 형성되어 의식이 외부로 향하게 된다. 그로 인하여 뇌파가 잘 떨어지지 않는 일상을 보내게 되는데, 이런 인정에 대한 욕구는 누구나 약간씩은 잠재되어 있지만 유독 이런 욕구가 많은 사람은 상관이나 주위 사람들에게 관심을 받지 못하거나 하는 일에 칭찬을 받지 못할 경우에 스트레스를 스스로 만들어 간다. 상황별 발생하는 감정은 상대로부터 인정받고 나서야 날아갈 것 같이 몸이 가벼워지기도 하는데, 결과가 좋지 않을 때는 지속적인 긴장상태로 인하여 뇌파가 잘 떨어지지 않아 수면시간이 되어도 잠을 이루지 못하고 뒤척이는 시간이 많아진다.

그렇지 않은 경우 신경 쓰일 일을 앞두거나 걱정거리의 일이 잘 해결되지 않는 난해한 상태에 놓이게 되면 혼자서 해결하려는 궁리의 시간이 길어지는 사람도 마찬가지의 상태에 놓이게 된다. 평소에 생각이 많은 사람도 습관적으로 뇌파를 떨어뜨리지 못하고 오만가지의 상상을 하며 시간을 보내게 되는데, 상상을 지나치게 많이 하면 뇌는 휴식의 시간을 갖지 못하기 때문에 항상 피로감을 호소하며 불면까지 이어지게 된다.

이처럼 마음은 자율신경계와 밀접한 연계성이 있기 때문에 스트레스로 인한 몸의 변화가 많이 발생하게 된다. 교감신경을 자극하는 시간이 오래 갈수록 몸은 경직되고 소화계의 기능이 떨어지며 스트레스의 요인에 장기간 노출되면, 장기적인 스트레스 현상을 체험해야 하므로 몸과 마음에 악영향을 주게 된다. 그러면 자율신경계의 부조화로 인하여 자연치유력이 떨어져 몸에 독소가 쌓이게 된다. 그래서 이런 신경 부조화 현상을 해결하기 위해서는 환경개선이 필요하며 스트레스 요인에서 벗어나야 지속성을 방지할 수 있다.

현재의 상태에 감정이 일어나는 한 뇌파는 요동치며 어떤 감정이든 감정이 일어나고 있는 상태는 수면을 방해하게 된다. 만약 이런 상태를 약물에 의존하게 된다면 이차적인 문제로 이어질 수 있어 결코 좋은 방법이라고 말할 수 없다. 수면과 뇌파는 분리할 수 없으며 뇌파를 잘 떨어뜨리기 위해서는 낮 동안에도 간헐적인 휴식을 취하는 시간이 필요하다. 자연환경에 노출되는 것은 자연치유력을 높이는 아주 좋은 방법이므로, 주말에 야외로 나가 햇볕을 받으며 잠깐이라도 즐겁게 지내다 오는 것도 아주 좋은 건강관리법이 된다.

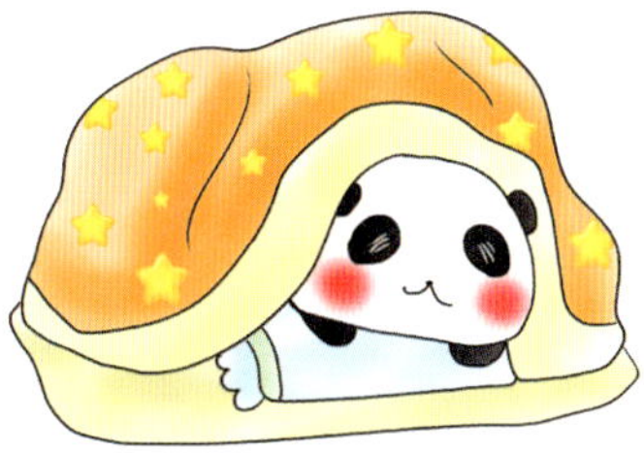

동물에게도 불면증이 있다?

앞에서 언급한 것처럼 대뇌피질이 활성화되면 뇌의 파동이 떨어지지 않아 뇌파가 요동치고 쉽게 수면 상태에 돌입할 수 없게 된다. 뇌의 신피질을 잠재우는 방법은 정보 작용대로 따르지 않고 의도대로 의식을 움직여 느낌에 집중하거나, 의식을 완전히 놓아버리는 방법 등을 활용하여 뇌파를 잠재울 수 있다.

수면은 뇌파 상태와 직결되기 때문에 뇌 활성 구도를 잘 알고 대처해야 한다. 서두에서 다루었던 뇌의 3층 구도를 상상해 보면 이제는 조금 뇌의 작용이 이해가 되시리라 생각한다. 제일 바깥층은 신피질(생각 뇌)로 사고하고 말하고 창조하는 구조로 이루어 졌다는 것을 떠올려 보기 바란다. 불면증과 상관관계가 있는 곳은 신피질(생각 뇌) 부위가 활성화된 상태일 때다. 신피질의 뇌파 특성은 많은 에너지를 소모한 만큼 빠르게 움직이며 이곳이 활성화될 때는 뇌파가 잘 떨어지지 않고 마치 근육을 많이 사용하면 근육에 젖산이 쌓이듯이 뇌에도 많은 부산물이 쌓이게 된다. 뇌를 알고 뇌의 속성을 알게 되면 수면과의 상관관계 등을 이해할 수 있게 되고 문제 해결력이 높아진다.

일상 중에 하루의 피로를 풀어야 하는 순간에 오히려 피로를 가중시키는 순간이 된다면 얼마나 안타까운 일이겠는가…. 그런데 갈수록 불면증을 호소하는 인구가 증가하고 있는 반면에 바로 이렇게 혼자 해결할 수 없는 문제에 봉착하게 되면 장기화 되어 가는 고충을 피할 수 없다. 그래서 결국은 약물치료에 의존하는 환자가 늘어나는데 미 하버드대학 의과대 '그렉 제이콥' 교수는 "불면증은 약물로 치료되지 않는다."라고 본인의 '하버드대 불면증 수업' 저서에 수 차례에 걸쳐 피력하여 스스로 개선해 가는 방법을 설명하고 있다.

낮에는 의식이 각성되어 어떤 일을 하든지 집중력이 좋아야 하며, 밤이 되면 의식이 흐려지고 뇌파가 떨어져 숙면의 시간으로 돌입하여야 하는데, 그런 자연 생명 현상이 잘 이루어지지 않는다면 남모를 불행의 시간을 보내게 된다. 건강은 육체적인 것은 물론이고 정신적인 것 내지는 사회적인 것까지 두루 얘기한다. 그래서 불면증으로 인한 것은 몸과 마음 더 나아가 사회적인 것까지 포함한다 할 수 있다. 그 이유는 사회가 안녕하지 못하다면 이런 문제가 대부분 인간관계로 인해 발생하는 후유장애로 이어질 수 있기 때문이다.

그런데 아이러니하게도 이 불면의 증상은 피하려고 하면 더욱더 달라붙는 특성이 있고, 아침이 되면 개운하게 잠자리를 털고 일어나야 하는데 오히려 피로감이 가중된 상태라면 어떻게 그런 컨디션으로 하루를 시작할 것인가…. 평소에 모범생이었던 사람들에게서 비교적 많이 발생하는 이유는 간단히 설명하면 사람에게 주어진 뇌활용을 잘 못하기 때문이다. 이것을 역으로 생각하면, 동물들은 왜 불면증이 없을까? 라고 생각해 보면, 그것은 뇌의 속성 중에 있는 '신피질' 기능 때문이라는 것을 알 수 있다.

그것은 뇌의 구성 중의 한 가지 '신피질(생각 뇌)' 기능이 부재하기 때문이다. 그러나 사람의 경우 신피질 기능이 활성화되어 있을수록 불면증을 호소할 가능성이 높다. 그것은 이 기능을 과다하게 사용하다 보면 뇌파가 잘 떨어지지 않기 때문인데 지나치게 사용한 만큼 사고의 힘이 증대되어 밤이 되어도 뇌파가 잘 떨어지지 않고, 오히려 각성 상태가 유지되어 수면으로 들어가지 못하게 되는 상태가 된다. 그러나 동물에는 이런 신피질 기능이 결여되어 있기 때문에 생각하지 못하고 생각의 뇌를 사용하지 못하기 때문에 언제 어디서나 자고 싶으면 누워 바로바로 잘 수가 있다. 즉 근심, 걱정, 미워하고 분노하는 마음이 일어나지 않아 언제든 잘 수 있는 것이다. 반면에 사람은 생각이 끊어지지 않아 불면증으로 시달리게 되는 이유가 된다.

이런 밤샘의 상태가 겉으로는 드러나지 않지만, 외관상으로 보기에 까칠해 보이는 안색과 피로감이 쌓인 듯한 모습이 보이는 경우는 자율신경계의 부조화로 인해 오는 피로도는 스트레스(수양명) 검사에서도 잘 나타난다. 밤새 잠을 못 잔 사람들의 경우 보편적으로 피로도가 높게 나오는 것을 볼 수 있다. 물론 밤새우며 공부하고 논문 쓰는 것도 같은 맥락이다. 낮 동안에 지나친 정보사냥 내지는 게임에 몰입하는 것 등도 신피질을 과다하게 사용하는 것이기 때문에 지속적인 성향으로 이어지게 된다. 밤이 되어도 뇌파가 잘 떨어지지 않아 불면증으로 이어지는데 이것도 뇌의 특성으로 인한 것들이다.

최근 건강보험공단 자료에 따르면 이미 국민의 10%(성인은 30%) 정도가 불면증을 호소하고 치료받고 있는 것으로 나타나 나이 들어 더욱 이런 증상이 심해지면서 질병보다 더 힘들어하게 되는 경우가 많아졌다. 왜 확실한 병리학적인 치료 방법은 아직 부재한 상태일까? 신경정신과에서 치료하는 경우도 있지만…. 불면으로 인한 고통과 결핍의 순간을 보내게 되는 것은 에너지 소모가 지속적으로 일어나고 있다. 또한 체내 불순물 처리 타이밍을 주지 않기 때문에 피로도가 높아지고 몸이 개운하지 않은 상태가 된다.

몸은 뇌파가 떨어질수록 이완이 일어나고 이완된 만큼 관절들이 열리게 된다. 이때 경직되어 있던 뼈마디까지 풀리면서 온몸의 경혈들이 열린다. 이렇게 완전 이완이 되었을 때 대사 작용은 부지런히 움직여 낮 동안에 쌓인 피로물질들을 정화하고 처리하게 되는 타이밍을 갖게 된다. 세포들도 이때 활발하게 재생 시간을 갖게 되는 자연치유력으로 인하여 건강이 회복된다.

혼자 지새우는 밤의 고충은 다른 사람의 이해를 받기 쉽지 않지만 그래도 이해해 주며 위로와 공감을 해주는 사랑하는 가족의 조력이 있기에, 그나마 생활하며 행복과 희망의 끈을 잃지 않는 것이다. 불면증은 뇌파가 떨어지지 않은 젊은 층에서도 많이 볼 수 있다.

이렇게 매일 겪게 되는 고민의 주제는 무언가의 결핍과 부재에서부터 시작된다 할 수 있다. 하루 이틀 단기적인 경우에는 불면이라는 고통을 느끼지 않지만, 이것이 지속해 장기화하고 습관화되었을 때 본격적인 고민으로 바뀌어 고통의 시간을 갖게 된다. 그래서 혼자만이 체험하고 해결해야 할 문제가 되어 고스란히 감당해야 하는 시간이 계속될 때 편안해야 할 시간이 오히려 고충의 시간으로 뒤바뀌며 깊은 늪으로 빠지게 된다.

모든 것은 생각의 문제이고 정보 또한 선택에 의한 결과이지만 문제는 어떻게 이런 수면의 결핍, 불면의 고충이 본인에게 시작된 것인지 스스로가 잘 모른다는 점이다. 처음의 시작은 가족의 위안과 공감들도 있어 안도한다. 하지만 시간이 지나면서 무관심하게 되고 결코 혼자만의 긴 시간을 동행하는데 한계가 있다는 것임을 알게 될 때 장기간의 고통은 고스란히 떠맡아야 하는 현실이 전격적으로 본인에게 주어진 문제임을 알게 되는 순간을 맞게 된다.

이것은 누구에게나 다 올 수 있다. 특히 노령자들에게 많이 오는 것은 나이가 들수록 사고의 힘이 세지기 때문이라 할 수 있다. 그것은 부모일 수도 있고 자매일 수도 이웃일 수도 있는데 날이 갈수록 젊은이들도 이러한 부재의 결핍으로 고충을 호소하는 사람이 늘어나고 있다는 것이다. 이러한 부재의 고통은 깔끔하게 사라졌다가도 어느 순간 다시 그 감정을 느끼게 하는 때가 오기도 하며, 또 어느 순간 보면 언제 그랬냐는 듯이 아무 문제가 없이 정상상태가 되어 보내기도 한다.

문제의 시점이 있게 되는 것은 지속해 반복되면서 그 순간을 알아차리게 되고, 인지하고 의식하게 되면서 더 깊은 수렁으로 빠져든다는 것이다. 이것은 질병이기 이전에 본인에게 얽매이게 하는 작은 습관들이 누적되어 일어나는 것임을 알 수 있다. 인간은 사회적 동물이기 때문에 인간관계 속에서 만족하지 못하거나 아쉬움이 크게 작용할 때 사고하게 되고, 고민의 후유증 등으로 이어져 오는 일종의 마음 부작용으로 볼 수도 있다. 동물처럼 단순해지면 불면증 또한 일어나지 않음을 알고, 뇌의 생각 작용을 잠재우는 방법을 터득하고 좀 더 단순해지는 습관을 들여 보는 것이 좋다.

신체 사용이 적은 경우

위의 내용과 같은 의미인데 굳이 분리한 것은 이해를 돕기 위해서이다. 움직임이 적으면 에너지 소모가 적게 되고, 잉여량의 에너지는 지방으로 저장되며, 또한 몸을 움직이는 것은 근육이 활성화 되면서 감각 작용도 동행하는데 신체 작용이 작아지면 뇌에서는 생각 작용이 더 일어나 잡생각이 많아진다. 이런 현상의 반증으로 뇌파가 올라가게 되고 잡념이 많아지는 만큼 생각에 따른 뇌파가 요동치며, 장시간 이런 생활이 지속되면 뇌파는 좀처럼 떨어지지 않아 두통까지 따르게 된다.

우리 뇌의 특성은 어떤 것을 인식하는 순간에는 오직 하나밖에 인식하지 못한다. 의식의 창이 하나밖에 활성화되지 않기 때문이다. 예를 들면 A를 생각하는 순간은 B를 동시에 생각할 수 없다. B를 인식하는 순간은 A를 동시에 인식할 수 없게 된다. 만약 동시에 A와 B를 인식할 수 있다면 요즘 한창 성행하고 있는 온라인으로 교육받을 시 2개 채널을 켜놓고 2과목을 동시에 습득할 수 있겠지만, 안타깝게도 동시에 둘을 인식할 수 없으니 둘 중 하나를 선택하고 나머지 하나는 포기해야 한다. 간혹 두 개의 채널을 틀어 놓고 두 과목을 공부한다고 하는 사람은 50:50으로 비율을 나누어 듣게 되는 것이다. 50%라도 들었으니 듣긴 들었던 것이라 할 수 있다. 이것은 연습으로 되지 않는 부분이다. 확실한 것은 50:50이라는 것이다.

이렇게 뇌의 특성 때문에 매 순간 나의 의식이 어디에 쏠려 있는가가 매우 중요하다. 만약 신체를 사용하여 에너지 소모를 하지 않는다면 의식은 본인의 의도로 조절하지 못하게 된다. 그래서 의식의 창에 떠오르는 정보를 방치하게 되면 과거의 방송을 계속 재현하게 될 것이다. 그렇게 방치된 인식체계는 몸을 쓰지 않고 있는 상태가 오래되면 자동으로 신피질이 활성화되고 덩달아 뇌파가 파동치며 에너지의 균형이 무너지고, 에너지 정체는 당연히 수면의 질을 떨어뜨리고 잉여량의 에너지는 지방으로 축적되어 몸의 염증반응을 부추기게 될 것이다.

대사 장애가 발생하는 이유도 몸 사용이 적어서 생기는 경우가 많다. 몸과 마음은 하나로 연결되어 에너지 자체가 원자와 전자 사이에 끊임없이 진동하며 움직이는 성질이 있기 때문에 건강한 세포활동을 위해서는 몸을 움직여야 한다. 지방세포는 움직이지 않고 정체된 특성이 있기 때문에 몸에 체지방량이 증가할수록 게으름 증상이 늘어나게 된다. 게으름을 줄이고 수시로 몸을 움직여 골격근량이 높아졌을 때라야 몸과 마음을 본인의 의도대로 움직일 수 있게 된다. 게으름의 방치는 여러 가지 병을 부추기게 되는 요소가 되어 대사질환을 유발한다.

어떻게든 몸 사용을 많이 하여 몸이 피곤한 상태가 되면 신체가 반응하는데, 대사 작용을 빠르게 하여 피로물질을 청소하려고 뇌파를 내려, 빠르게 수면으로 떨어지게 하는 데 몸 사용을 하지 않는 경우에는 대사 시스템을 더 서두르지 않게 된다. 그래서 게으름은 여러 방면에서 악영향을 주며 병을 부르는 주범이 될 수 있으며, 몸을 사용하지 않으면 뇌에 산소공급이 부족하게 되고 산소가 부족하면 몸의 신경이 둔화되어 감각이 느려지며 정상상태에서 벗어나게 된다. 몸을 움직인 만큼 산소공급이 원활해지기 때문에 몸의 상태가 쾌적해지고 자연스럽게 수면장애에서 벗어날 수 있게 된다.

몸을 움직여 근량을 높이게 되면 대사 작용도 더 활발해지고 근육량이 수명을 좌우할 만큼 몸에 지대한 영향력을 발휘한다. 몸을 많이 움직이지 않고 불면증을 개선하려고 한다면 어떤 방법을 시행해 본다 하더라도 쉽게 개선 효과를 기대하기는 어려울 것이다. 몸을 많이 움직이는 것은 누적된 에너지도 소모하고 대사 작용을 유도하고 순환 효과도 증진할 수 있는 좋은 방법이다. 직업상 장시간 앉아 있을 수밖에 없다면 짬짬이 자주 몸을 움직여 에너지 정체를 예방하는 것이 필요하다.

몸을 많이 움직이게 되면 의식은 당연히 몸에 집중하게 되고 일어나는 감정도 줄어들게 된다. 그만큼 에너지의 소모가 다른 곳에 사용되기 때문이다. 그러나 몸이 속박된다면 당연히 잡생각에 의한 뇌파가 요동치고 과거의 정보들이 떠오르면서 감정의 찌꺼기들이 많아지고 뇌 속은 더 복잡해진다. 그럴 때일수록 몸을 더 많이 움직여 에너지 정화작용이 쉬워지도록 하는 것이 좋다.

또한 잠자리에 들기 전 자리에 반가부좌를 하고 앉아 눈을 감고 고개를 좌우로 도리도리하면서 주먹을 가볍게 말아 쥐고 아랫배를 두드린다. 또한 의식을 몸과 호흡에 집중하는 것도 부교감신경 활성화에 도움 된다. 20~30분 정도 뇌를 좌우로 흔들면 생각을 서서히 줄어들게 하는 효과가 있다. 복잡한 머릿속을 잠시나마 비우고 잠재울 수 있게 된다. 마음에 어떤 감정이라도 남아있게 되면 수면에 장애가 되기 때문에 기억정보들이 떠오르지 않도록 마음을 비우는 방법을 시도하는 것이 좋다. 이렇게라도 몸을 사용하여 마음을 정화하는 방법들을 실천하고 잠자리에 눕는 것도 뇌파를 떨어뜨릴 수 있는 좋은 방법이다.

스트레스로 인한 신경 상황

잠이 오지 않는 이유와 원인을 본인도 잘 모르고 있는 경우가 많으며 생리학적인 측면으로 보면 불면증의 원인은 여러 가지 이유와 원인이 있는데, 같은 상황이라도 각자의 반응하는 대처 능력에 따라 개인 차이가 있는 문제이고 그러한 차이는 뇌활용 방법이 다르기 때문에, 개인의 상황을 알아차리면 해답을 찾는 데 도움이 될 것이다.

잠자는 상태란 뇌파가 고요히 흐르며 의식이 수면 아래로 가라앉은 상태를 말하는데, 잠을 자기 위해서 잠자리에 들면 의식이 자동으로 생각과 분리되어 정보를 인식하는 작용이 일어나지 않는 상태가 되어 인식이 정지되는 것이다. 즉, 생각이 인식 작용으로부터 분리되면 모든 것이 다 놓아져 버린 상태가 되어 완전 무의식의 상태로 돌입하게 되고 뇌파는 잔잔하고 고요하게 흐르게 된다.

자는 동안에는 과거도 현재도 미래도 비추어지지 않기 때문에 현실과 동떨어지는 이상한 장면들이 비추어지기도 한다. 완전한 무의식의 상태가 될 때 몸은 자동 시스템에 의해 면역계가 활발하게 움직여 몸속 찌꺼기들을 부지런히 처리하고, 관절들이 열리면서 세포들은 재생되고 혈관들도 정상 상태를 회복되며 통로를 확보하게 된다.

진정한 수면은 전신의 신경들이 무자극의 상태가 되어야 가능하며 생각이 끊어지지 않는 상태에서는 자리에 누워있어도 뇌가 어떤 정보를 인식하고 있으면, 그 순간 그 감정의 에너지가 발생되고 인식하고 있기 때문에 더 힘든 시간이 될 수도 있다. 현재의 생각이 신경을 자극하게 되고 근육은 신경에 따라 움직이게 된다. 이렇게 의식이 활동하면서 쉬지 않고 생각하게 되면 소화계와 대사 작용은 에너지의 부조화가 일어나 안전 정화가 안 된 상태에서 이차적인 네거티브가 발생하게 된다.

그래서 자는 시간에도 수면 과정에 돌입하지 못하고 자리에 누워 있으면 오히려 의식이 더 또렷해지는 상태를 체험하게 되는데, 이것은 무엇 때문에 이런 현상들이 오는 것인지 몇 가지 예를 들어 알아보도록 하자.

어렵고 딱딱한 책을 읽으면 잠이 오는 이유는 긴장 상태를 유지하는 교감신경이 지속해 활성화되면 대뇌피질의 분석이 지루함을 느끼게 된다. 이때 교체 주자인 부교감신경에 신호를 보내어 하품을 유도하며 임무를 넘기게 된다. 이처럼 긴장이 지속되면 지루해지듯이 지루함의 표현은 하품인데, 하품하면 긴장에서 이완으로 바뀌어 수면 뇌파 모드로 바뀌게 되기 때문에 딱딱한 책을 읽으면 졸리게 된다는 말이 맞는 말이다.

그래서 의식이 어디에 있느냐에 따라 수면 모드가 설정되는 것이다. 읽고 있던 책이 너무 재미있으면 시간이 지나가는 줄도 모르고 책의 내용에 빠져 시간을 보내게 된다. 그러나 읽고 있는 책의 내용이 이해하기 힘들고 딱딱하다면, 긴장을 유도하는 교감신경이 힘을 빼게 되고 자동으로 부교감신경이 활성화되면서 뇌파를 떨어뜨리며 수면으로 이어지는 방식이 된다. 잠자리에 들게 되면 의식이 어디에 있느냐가 매우 중요하며 또한 습관을 형성할 수도 있기 때문에 상태를 알아차리는 것도 수면을 조율하는 데 도움이 된다.

우리 몸에는 빛을 인식하며 생체리듬을 관장하는 뇌 속에 송과체가 있다. 그래서 시계가 없는 지하 생활을 한다고 하더라도, 수면시간이 되면 수면호르몬인 멜라토닌을 분비하는 작용 때문에 밤이 되면 저절로 졸리는 것이 정상이다. 그러나 졸음을 느끼지 못하는 것은 의식이 다른 것을 인식하고 있기 때문이다. 대부분 낮 동안에 있었던 일이라든가 아니면 현실적인 걱정거리나 큰일을 앞두고 해결해야 할 상황들이 있는 경우이다. 이런 경우가 한두 번 반복되고 장기화하면서부터 문제가 생기기 시작하는 것이다. 뇌는 같은 상황을 반복하게 되면 장기화 기억으로 저장되고 습관이 형성되는 특성이 있다.

몸에 밴 습관은 잘 고쳐지지 않은데 불면증의 특성은 이 문제를 고치려고 하면 오히려 더 각성이 일어난다. 그렇기 때문에 문제가 커지게 되며, 어떤 난제가 생길 경우, 남모르는 고통으로 힘든 시간을 맞이하게 된다. 그래서 생각을 단순하게 하는 습관을 들이고 자연현상에 몸을 맡기다 보면 자연치유력이 향상되어 스스로를 회복시켜 나가게 된다. 불면증의 특성은 어떤 상황이나 문제가 있어 일어나는 불면 현상에 대해 인식한 만큼 자신의 불안 심리에 얽매이게 될 가능성이 커진다.

또한 교감신경은 낮 동안에 일하기 위해 정신을 각성시키고 근육에 힘이 들어가도록 하는 고마운 존재이다. 하지만 밤이 되면 임무 교대하여야 하는데 밤까지 계속 활성이 되어 있다면 이 또한 문제가 된다. 낮 동안에 우리의 인식 작용은 부지런히 일을 하며 정보들을 수집하고 뇌 변연계의 해마에 단기저장을 한다. 그러다 밤에 잠이 들어 정보입력이 안 되는 시간에 해마의 정보들을 대뇌피질로 보내져 장기기억으로 저장하게 된다. 그러나 잠을 자지 않고 있으면, 계속해서 의식의 인식이 일어나 해마의 작업이 지연되어 장기기억으로 보내는 작업을 하지 못하고 기억작업에 문제가 생긴다. 또한 하나의 정보를 여러 차례 반복하게 되면 자동으로 장기기억으로 넘어가기도 하지만 가벼운 정보들은 휘발성이 되어 날아가 버리기도 한다.

어떤 정보이든 기억 신경을 자극하게 되면 일단 단기기억으로 저장되었던 정보들은 장기기억으로 전환되어 그 정보는 주인의 필요에 의해서 재생하게 된다. 그리고 그 정보들은 반복되는 자극의 상태에서 저장되어 있던 최근 정보가 올라오거나 과거에 크게 자극

받았던 정보들이 올라오게 된다. 그리고 그때의 감정이 다시 재현되면서 그때의 감정을 느끼게 된다. 현재의 상태가 아니라 과거의 기억으로 돌아가 그때의 감정대로 몸이 반응하기 때문에 안 좋은 기억은 정보를 정화하거나 무력화시키는 방법들도 있다. 그러나 결코 쉬운 것은 아니어서 오프라인으로 특별 프로그램을 진행하는 교육단체도 성행하고 있다.

따라서 정보에 의해 반응하는 감정이 발생되며 자율신경계의 두 신경들이 조율한다. 그래서 밤이 되면 부교감신경에 일할 기회가 주어지는 타이밍으로 수면을 유도한다. 이 신경은 몸을 이완시키며, 긴장 근육이 힘을 놓고 쉬게 하며 면역기능이 자유롭게 활동하도록 뇌파를 떨어뜨려 대사 작용이 잘되도록 한다. 그런데 밤이 되어도 뇌파가 떨어지지 않을 정도의 생각들이 연이어 떠오른다면 현재를 잃어버리고 과거의 상태나 과거에 비추어 미래를 드나들게 된다. 그래서 계속해서 교감신경이 더욱 의식을 각성시켜 마치 생각하는 기억들이 현실이 되어 몸 근육까지 사용하는 스트레스 상황을 재현시키는 결과를 초래하게 된다.

뇌는 잘 모른다. 지금이 현재인지 과거인지 모르고 그저 모든 상황에 따라 주인이 인식하는 대로 복종할 뿐이다. 과거이든 현재이든 주인이 현재 느끼고 있는 생각에 의한 반응을 할 뿐이다. 밤인지 낮인지도 잘 모르며, 주인이 느끼는 대로 명령을 기다리고 있을 뿐이다. 송과체는 별개의 기관으로 정신적인 것보다는 자연적인 현실을 인식하고 의식성장에 도움을 주는 귀한 기관이다.

이러한 현상이 일어나지 않도록 하기 위해서 뇌의 주인은 밤이 되면 생각 작용이 일어나지 않도록 하는 것이 중요하다. 그것을 잘 하지 못하면 여러 감정에 의한 자율신경계의 교란이 계속되는 것을 체험하는 시간으로 스트레스 상황을 재현하게 된다.

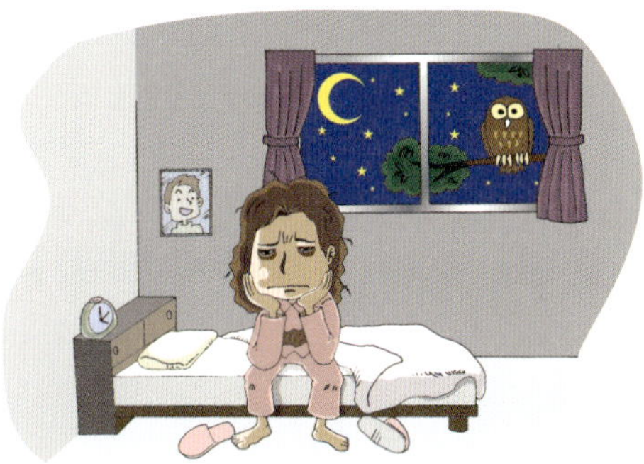

늦게 자는 지연성 수면

밤이 되어 잠자리에 들어도 쉽게 잠이 오지 않는 지연성 수면이 있다. 이 증상은 밤이 되어 취침이 주는 행복함을 느껴보지 못하고 오히려 밤이 되면 두려움이 생긴다는 불면증의 일종으로 '지연성 수면 위상 증후군'이라는 증상은, 오래될수록 고충은 깊어지고 이를 털어내지 못하고 고생하는 사람들이 늘어가고 있다.

수면 형태는 일상의 건강관리 좌표로 사용될 만큼 건강을 체크하는데 기본으로 파악되고 있다. 그만큼 정상적인 일과 생활 속에 꼭 취해야 할 요건 중에 하나이다. 또한 살아있는 모든 생명에게 수면의 시간을 주신 것은 생명의 연장을 위한 창조주의 배려이며, 자연치유력에 대해 감사해야 할 일이다.

모든 생명은 자는 동안에 우주의 에너지를 재충전하게 되며 그 시간에 세포는 재생되고 성장하게 된다. 이 시간에 일상의 피로가 풀리게 되고 에너지가 충전되며 순환 작용이 이루어진다. 필자도 하는 일이 과다하다 보니 일과가 끝나도 계속해서 하루 일정과 내일을 준비해야 하는 일들 때문에 지연성 수면장애로 애를 먹은 적이 있었다. 증상이 장기화하면서 습관화가 되었는데 그것이 습관이 된 줄도 모르고 그런 각성의 시간을 반복 체험하며 지낸 적이 있었고, 지금도 누적되는 일들을 늦은 시간까지 정리하다 보면 그런 시간을 갖게 될 때도 있는데 이럴 때마다 대처 방법을 시행하면서 숙면을 취하고 있다.

이전에는 하루 2~3시간을 자고 출근하여 일을 하다 보면 당연히 피로감이 느껴졌고, 얼굴은 부석하고 눈은 충혈되어 누가 보아도 밤새 잠을 설친 티가 나 "피곤해 보인다."라는 말들을 자주 듣곤 하였지만 계속되는 습관적 행동을 알면서도 그 문제에서 벗어나지 못하게 되는 현실을 만들어 갔었다. 그럴 때마다 이것이 어디에서부터 시작되었는가? 또 이 문제를 어떻게 돌파할 것인가에 대하여 주력하면서 하나하나 터득하게 되었고, 결정적으로 이러한 문제를 개선하는 데 성공하게 되었다. 개인적으로 에너지를 터득하는 수행기간이 많다 보니 에너지를 활용하는 방법에 대해서 많은 도움이 되었었고, 스스로 의식을 이동시키는 과정이 가능하기에 변화를 이끌어 낼 수 있었다.

다음에 다루게 되는 챕터에서 수면 도표를 보면 수면 중의 뇌파가 한 곡선을 꾸준하게 유지하지 않고 오르락내리락하는 것을 볼 수 있을 것이다. 이런 수면곡선을 보면 아이러니하기도 하지만 다 일리가 있다. 생명을 부지하도록 얼마나 완벽하게 진화되었는지 알게 되는 대목이기도 하다.

지연성 수면은 잠이 들 때까지 무척 몸을 뒤척이며 오만가지 생각에 빠지게 되고 계속해서 교감신경을 자극하기 때문에, 어깨에 힘이 들어가고 생각이 들뜨다 보면 머리도 지끈거리게 된다. 심지어 시간이 지나면서 공복감을 느끼게 되는데 생각 작용은 들에서 삽질하는 것만큼 많은 에너지 소모가 일어나게 한다. 그래서 밤새 잡생각에 빠지게 되면 얼마 가지 않아 허기를 느끼게 된다. 그러나 지연성 수면은 늦게라도 잠이 들면 뇌파가 잘 떨어지기 때문에 잠깐 잤는데도 실컷 자고 일어난 것처럼 피로가 풀리기도 한다. 처음 시작은 미약하지만 갈수록 지연시간이 길어지게 되고 이에 따라 고통의 시간 또한 길어질 수 있다. 그리고 장기 습관에 빠지게 되면 되돌아오는 시간도 오래 걸리게 된다.

문제가 인식된 이후 혼자 해결해 보기 위해 좀 더 일찍 잠자리에 들어도 보지만 본인의 의도대로 쉽게 잠들지 못한다. 잠을 청하려고 침실에 들수록 수면에 들지 못하고 뒤척이며 시간을 보내게 되며, 보통 새벽 2~3시 넘어서야 어렵게 잠이 들 때가 많다. 입면 시간이 오래 걸리는 만큼 고통의 시간도 길어지고 자칫하다 밤을 넘기게 될 때도 있다. 매일 습관처럼 반복되기 때문에 그 평화의 시간이 행복의 시간으로 맞지 않았었던 시간을 필자도 느꼈던 기간이 있었다. 개선 이후 지금은 그런 불필요한 시간을 소비하지 않고 스스로 의식을 잠재울 수 있게 되어 무의식적인 두려움이 사라져 버렸다.

SNS가 다양화되고 각종 플랫폼이 개발되고 업그레이드되는 반면에, 불면증을 호소하는 사람이 더 늘어나는 추세가 되는 것은 깊은 밤이 되어서도 꺼지지 않는 각층의 불빛을 보면서 느끼게 된다. 부재의 고통 시간을 호소하는 연령층도 다양해져 어린아이부터 노인에 이르기까지 연령을 초월하고 있다. 이를 극복하기 위한 여러 가지의 식품, 여러 종류의 약물들이 개발된다고 하여도 불면이 개선되는 경우는 많지 않은 것 같고, 궁여지책으로 주류를 마시는 사람도 있지만 장복하게 되면 그에 따른 부작용이 발생할 수 있기 때문에 문제가 된다. 그런데도 아직 불면에 대한 극복사례가 이렇다 하게 소개되질 못하는 것을 보면, 불면증을 극복하는데 한계가 있는 것 같다.

또한 잠이 부족하다고 걱정할 필요도 없다. 생리적인 생체리듬이 부족한 부분은 어떻게든 취하려는 속성이 있기 때문에 미니 수면이나 논렘수면 등의 방법으로 보충하려고 한다. 다음 챕터에서 구체적인 설명을 언급하겠지만 뒤에 나오는 그림을 보면서 자신의 수면의 질이 중요하다는 것을 인식하기 바란다.

수면의 질이 뭐길래?

수면 단계를 나타내기 위해 수면주기(잠자는 사이클)를 곡선으로 그려 놓은 것이 있다. 잠이 들면 일정하게 잠을 자는 것이 아니라 자는 동안에 수면주기가 보편적으로 4~5회 정도 오르내리기를 반복하고 있는 것으로 나타난다. 막 잠이 들어 처음 시작하는 수면주기가 가장 깊은 잠을 자게 되고 새벽이 가까워지면서 점점 얕은 잠을 자는 것으로 나타나는데 수면주기의 시간은 단계별로 조금씩 다르다.

단계별 수면주기(잠자는 사이클) 1회 곡선에 해당하는 총시간은 1시간 30분 정도 소요된다. 1주기(90분)를 단계별로 소요되는 시간을 정리해 보았다.

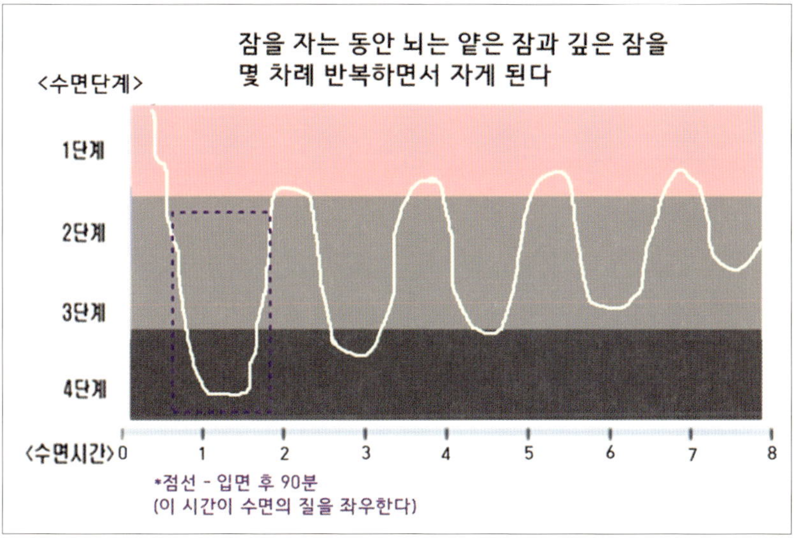

1단계(10분 정도) 이때는 외부 소리에 쉽게 깬다.

2단계(15분 정도) 이때까지도 외부 소리에 깨어날 수 있다.

3~4단계(50분 정도)에는 흔들어도 모르고 자기 때문에 이때는 업고 가도 모르고 잘 때이다. 이 단계를 '**코어 수면시간**'이라 하며 가장 질 좋은 수면시간이 이루어지는 시간이다.

5단계(15분 정도) 렘수면 단계(그림에서는 2단계에 해당 한다), 꿈을 꾸는 단계이다.

이렇게 잠이 들며 첫 번째 1주기인 딥수면 상태에서 가장 많은 휴식이 이루어지기 때문에 고유한 리듬(δ파)이 전신에 전달되면서 완전한 휴식상태로 들어간다.

앞의 수면곡선에서 보여주는 수면시간은 사람이 잠든 이후부터 눈뜰 때까지 지속해 똑같은 잠을 자지 않는다. 그것은 렘수면(뇌파가 완전히 떨어지지 않은 상태로 뇌는 깨어 있고 몸은 자는)과 논렘수면(뇌파가 많이 떨어진 상태로 뇌도 자고 몸도 자는)의 두 수면 상태로 몇 차례 오르내리기를 반복하며 잠을 자게 된다. 곡선이 아래로 내려갈 때는 논렘수면 상태여서 시끄러워도 깨어나지 않고 잘 자는 데 비해, 렘수면 시간이 되면 뇌파가 약간 올라온 상태라 외부 소리에 쉽게 깨어나며, 간혹 불면증을 호소하는 사람 중에 2단계처럼 가벼운 수면 단계에서 깨어 있는 시간으로 잘못 인지하고 잠들지 못한 상태로 오해하는 경우도 있다.

또한 이렇게 의식이 오르내리며 자게 되는 것 또한 이유가 있다. 왜 어렵게 잠이 들었는데 끝까지 푹 잠을 자지 않고 수면주기가 오르락내리락하는 것일까? 그 이유는 잠을 자는 동안 몸을 뒤척일 수 있는 기회를 주기 위한 것이다. 만약 지속적으로 오랫동안 뒤척이지 않는 논렘수면 상태만 몇 시간 유지하게 된다면 몸의 눌리는 부분에 순환장애가 발생하여 마비가 올 수도 있다. 이처럼 적당한 간격을 두고 수면주기가 이루어지지 않는다면 아마 인간은 매일 밤 마비로 인하여 난리가 날 것이다.

그런데 다행히도 뇌파가 올라오면서 미세한 감각이 되돌아오게 되어 수면의 주기가 오르막일 때, 약간의 감각이 살아나 몸도 뒤척이게 되고 무의식적으로 몸의 움직임이 따르게 되어 장시간 눌려 있던 신체 부위가 순환되기 때문에 마비 증상을 예방할 수 있게 된다. 그렇기 때문에 수면 뇌파를 오르내리게 하여 몸을 뒤척일 수 있게 하는 뒤척임의 타이밍을 주기 위한 조물주의 깊은 사랑이 숨겨져 있다. 그래서 뇌파가 올라가는 수면주기의 간격으로 몸을 뒤척일 수 있게 하여 팔 저림이 없고 쥐가 나지 않는다. 만약 계속해서 논렘수면(몸도 자고 뇌도 자는 수면)으로 초지일관한 상태를 유지하며 자고 일어난다면, 분명히 몸은 부분적으로 마비가 발생하게 되고 저림 등으로 고통을 호소하게 될 것이다.

그리고 수면시간이 부족한 사람에게 다행인 것은 막 잠들기 시작하여 곧바로 논렘수면으로 내려가는 상태가 되어 딥수면(코어 수면)이 진행되기 때문에 수면 효과가 이 시간에 80%가 해소되는 시간이 된다. 막 잠이 든 직후 유난히 코골이가 심하게 나타나는데 이 시간에 깊게 잠이 들기 때문이다. 자는 동안 계속될 것 같았던 코골이도 수면이 얕아지는 새벽녘이 되면 코 고는 소리가 약화되는 것을 볼 수 있다.

이렇게 막 잠이 들어 처음 나타나는 수면곡선만 잘 진행된다면, 수면이 부족하다 하더라도 대부분의 피로가 풀리기 때문에 질 좋은 잠을 잘 수 있다는 것이다. 처음 논렘수면(깊은 잠)의 시간은 대략 90분 정도로 깊고 길게 이루어지는데, 앞의 그래프에서 보여 주는 첫 번째의 점선 안의 곡선이 되는 범위 안의 논렘수면 시간이 수면의 질을 결정한다. 이때 뇌파는 비활성 상태로 나타나며 느린 파장으로 나타나기 때문에 '서파수면'이라고도 부르고, 이때 몸속에서는 종이 울리는 것처럼 고유의 진동이 일어난다.

이렇게 잠든 직후 첫 수면 사이클을 '수면의 질을 좌우하는 골든타임'이라고 하는데, 그 이유는 이 골든타임 안에 논렘수면의 상태가 수면의 질을 좌우하기 때문이며 또한 이때 성장호르몬이 가장 많이(80%) 분비되고, 뇌 속에 β-amyloid 등 노폐물을 뇌척수액이 청소하는 시간이 되기 때문에 골든타임이라 부르게 되는 이유이다. 또한 성장호르몬의 이름에 성장이라는 명칭이 붙여진 관계로 성장

시기인 아이들에게만 해당되는 것으로 착각할 수 있지만, 성장 시뿐만 아니라 성인이 되어서도 '세포의 성장'을 돕기도 하고 '신진대사를 촉진'하는 역할들을 하는 등 여러 가지 효과가 있는 것으로 밝혀져 노화를 방지하는 호르몬으로도 많이 알려져 있다.

잠이 안 온다고 흘러가는 시간을 주시하며 걱정하는 사람들에게 하고 싶은 얘기는 수면의 골든타임 1시간 반 정도의 시간이 중요하다는 것을 알고, 수면이 부족한 만큼 이 시간에 딥수면을 취할 수 있다면 수면시간이 조금 부족하다 하더라도 낮 동안의 피로도를 이겨낼 수 있을 정도가 된다는 것이다. 즉 수면 욕구(시간 계산)에 쫓기지 말고 그런 두려운 마음이 오히려 잠을 몰아내고 있으니 편안한 마음으로 질 좋은 수면에 잠의 부족함을 해소한다는 것을 알기 바라는 마음이다. 잠이 부족하면 안 된다는 압박감은 오히려 잠을 방해하기 때문에 긴장상태에서 해방될 수 있는 중요한 "수면은 양보다 수면의 질이 중요하다."는 것을 알린다는 점을 이해하기 바란다.

그래프에서 보여주는 핵심 중 한 가지는 수면이 진행되는 수면의 주기를 보면 알 수 있듯이, 수면시간이 여러 번 반복되고 있으며 가장 먼저 나타나는 딥수면 상태에서 에너지 정화가 많이 이루어지기 때문에 피로가 많이 풀리는 편이어서 덜 자도 괜찮다. 다만 수면 시간이 너무 짧은 경우에는 기억정보처리 과정에서 약간의 부족한 부분이 있을 수 있다. 어쨌든 불면증으로든 시간적 여유가 없어서이든 잠이 부족하게 되면 피로감은 완만하지만, 기억정보처리 과정

등이 있다는 것을 염두에 두면서 각자의 문제를 보완하며 자연현상에 따르는 것이 좋을 것 같다.

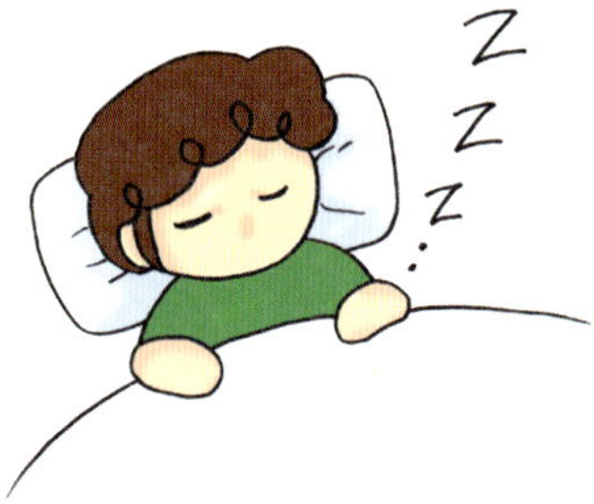

필자도 바쁘게 생활하다 보니 수십 년 동안 4시간 자는 습관이 생겨나서 지금은 좀 더 자려고 노력해도 그만큼의 시간 밖에 취해지지 않는다. 그래도 수면의 부족함을 느끼지 않는 것은 처음 시작되는 논렘수면 단계의 90분 정도를 충분하게 자는 습관 덕분이라고 생각한다. 그렇게 자고 나면 7~8시간을 다 자지 않았다 하더라도 어느 정도 피로가 해소된다는 것을 알기 때문이다. 특히 수면시간이 부족한 사람의 경우 이 시간에는 충분하게 잠을 잘 수 있도록 깨우지 않는 것이 좋다. 일부러 수면시간을 줄일 필요는 없다. 시간이 된다면 7~8시간을 편안하게 잘 자는 것이 가장 좋은 수면 방법이다.

잠은 자도 자도 부족하다는 말이 있다. 그것도 습관이다. 뇌파가 계속 들떠있는 사람이 잠을 자지 못하는 것처럼 뇌파가 계속 다운되어 있는 사람의 경우에도 자고 또 자도 계속 수면이 부족한 것처럼 수면으로 이어지기 때문에 잠을 자도 자도 부족하다고 느낀다는 말이 맞는 말이다.

수면 자가 점검표

점수 / 상태	1	2	3
잠든 시간	누우면 바로 잔다	30분 이내에 잔다	잠이 오지 않아 30분 이상 뒤척인다
의식상태	아무 생각 없다	생각이 잠깐 든다	잡생각이 끊이지 않는다
감정상태	편안하다	그때그때 다르다	답답하고, 감정이 일어난다
이완정도	관절이 풀려 바닥에 닿는다	쉬면 풀릴 것 같다	몸에 힘이 들어간다
수면습관	같은 시간대에 잔다	늦게 잘 때가 있다	자는 시간이 불규칙하며 늦게 잔다
수면의 질	깊이 푹 잔다	자는 도중에 한번 정도 깬다	늦게 잠 들거나 자주 깬다
수면시간	7~8시간	5~7시간	5시간 이하
불면기간	2~3일	2~3주 미만	3주 이상
대처방법	운동, 맨발걷기 등	자연식품	약물요법
해당점수			

합계 점수를 계산하여 10점 이하가 나오면 아주 좋은 상태이며, 18점 이하가 나올 경우는 자연치유법의 방법을 선택하여 노력하시기 바라며, 18점 이상 나오는 경우는 매일 맨발걷기를 병행하면서 자연요법의 다양한 방법을 꾸준히 적극적으로 실천하여 실행 전후 개선 정도를 보며 점진적인 변화를 체험하기 바란다.

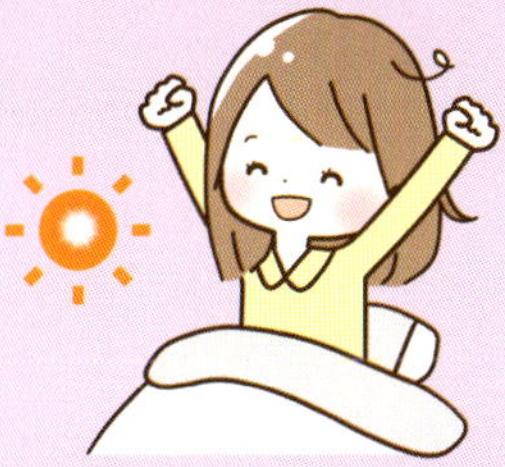

05

불면증, 잠꾸러기가 되는 비법 (실전 도입)

| 숙면으로 가는 이완 과정

| 1단계 / 기지개의 원리

| 2단계 / 하품의 원리

| 3단계 / 생각을 멈추는 의식의 창 닫기

| 4단계 / 의식을 이곳으로 이동

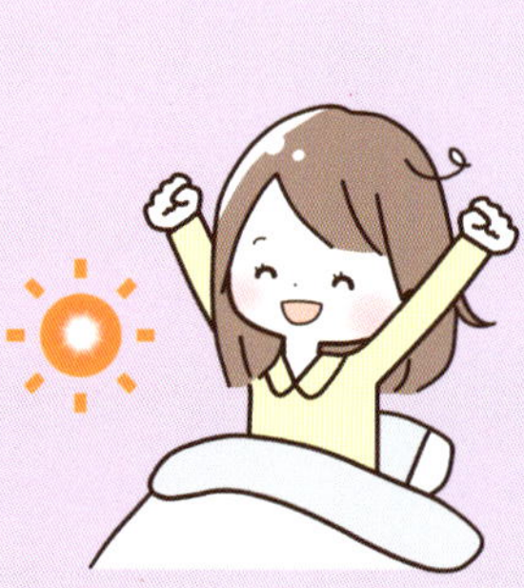

5장

불면증, 잠꾸러기가 되는 비법(실전 도입)

숙면으로 가는 이완 과정

아침에 일어나면 창문을 활짝 열고 밝은 하늘을 쳐다보거나 아니면 잠시 밖에 나가 밝은 빛을 받는 것도 좋다. 우리 몸은 외부적 자극을 감지하는 시스템이 내재되어 있어 아침 처음 빛을 받는 순간 인체 시계는 그 시간을 기상시간으로 인식하게 되며, 그 시간 이후부터 낮 동안의 활동 시간을 15시간 정도로 허용하고 그만큼의 시간이 지나고 나면 다시 취침을 알리는 멜라토닌이라는 수면 호르몬을 분비하기 시작한다. 그렇게 뇌가 밝은 빛을 처음 감지하는 시간이 다음 날 밤의 수면시간을 유도하기 때문에 중요하다. 즉 아침 7시에 기상하면 창문을 열고 밖의 밝은 빛을 송과체가 인식하였다고 하면 그로부터 15시간 후인 밤 10시가 되면 졸리기 시작한다는 의미이다.

그래서 아침이 되면 밝은 빛을 뇌가 인식할 수 있도록 일어나자마자, 바로 창문을 활짝 열고 잠시 밖을 주시하고 있는 행위는 불면증 예방에 중요한 방법이 되기도 하며, 외부의 차가운 기온 등을 감안하여 기온 차가 많지 않은 오전 10시쯤에 동녘에서 올라오는 태양의 에너지로 일광욕 하듯이 30분 정도 몸과 마음을 열고 받아들여, 뜨거운 기운이 몸의 냉기를 몰아내게 하는 것도 좋다. 따뜻한 새로운 온기를 몸 가득 채워진다는 느낌으로 몸에 집중하게 되면 실제로 일어나는 수면에 대한 기대효과도 높일 수 있다.

자신의 몸을 느낄 수 있는 감각이 있다면 스스로 몸과 마음을 조율할 수 있기 때문에, 앞으로 제시하는 여러 가지 방법들을 빠르게 인식하고 잘 따라 할 수 있을 것이다. 또한 자신의 내면 에너지 상태를 느끼게 되면 의도적인 의식 이동이 가능하기 때문에 평소에 본인의 상황을 바르게 보고 느끼는 것이 중요하다. 무의식 상태는 인식되지 않는 부분이라서 의식으로 조절이 불가능하며 우리가 느낄 수 있는 것은 우리 몸에 속박되는 것들이다. 이에 집중하고 몰입하게 되면 그만큼 몸의 감각신경들이 되살아나 느껴짐이 확장되기도 한다.

몸 밖의 것들은 기억정보에 의한 것들이고 대부분 복합적인 추리로 인식하게 된다. 몸 밖은 아무리 집중해도 몸의 감각신경이 에너지 파동을 느낄 뿐이다. 그러나 순수한 뇌파 상태가 되어 몸과 마음이 고요한 상태가 되면 더 많은 것을 감각으로 느끼게 되기 때문에 평소에 감각을 익히는 것도 소홀해지지 않도록 노력하기 바란다. 자신의 몸과 마음은 본인이 가장 잘 알고 느낄 수 있다. 이런 요소들을 느끼지 못했다 하더라도, 분명하게 존재하고 있는 에너지의 법칙대로 움직이기 때문에 자신의 안전함을 믿고 조율해 가길 바란다. 필자는 여기에 여러 가지 방법을 제시하고 있다. 다양한 방법 중 자신에 맞는 방법이 있을 것이다. 자신에게 맞는 방법을 선택하여 꾸준하게 실천하기 바란다.

즉, 아는 만큼 보이는 효과가 있기에 자신이 몸의 감각을 깨우고 훈련하다 보면 문제해결을 알게 되고 느끼게 된다는 의미이다. 자유로운 상태가 몸의 유연성을 키우게 되고, 더 많은 정보를 받아들이게 되어 기대하는 상태로 이어질 수 있다. 단기간에 패턴을 바꾸기가 쉽지 않기 때문에 약간의 기간을 두고 꾸준한 노력으로 습관을 들이기 바란다.

◇ 생활 속 이완 요법

호흡은 마음을 이완시키는데 아주 좋은 방법이다. 호흡에 집중하면서 들이마시고 내쉴 때 입술 사이로 길게 내쉬는 것이 이완에 도움이 된다. '수면 호흡법'이 있을 정도로 생각을 단순화시키고 마음을 편안하게 하여 수면에 도움을 주기 때문이다. 호흡 자체만 잘하여도 많은 산소를 공급받을 수 있고 세포에 에너지 공급이 되기 때문에 중요하게 여긴다. 자리에 누워 가장 먼저 할 수 있는 간단한 방법으로 내쉬는 호흡에 집중하면서 천천히 하면 좋은데 가장 좋은 이완은 내쉬는 호흡과 동시에 몸의 힘을 빼는 것이다. 즉 내쉬면서 몸에 힘을 빼면 몸이 바닥에 가라앉는 느낌으로 많은 이완 작용이 일어나며 동시에 뇌파가 바로 떨어지는 효과도 있다.

– 수면에 도움이 되는 간단한 방법으로 '온수 요법'이 있다. 먼저 온수로 샤워를 하여 몸과 마음이 이완 상태가 되도록 한 후, 온수 반 컵에 레몬즙 한 두 방울 떨어뜨려 마시거나 또는 따뜻한 바나나 우유를 마시는 것도 수면 유도에 도움이 된다. 주의할 점은 너무 많은 양을 마시게 되면 배뇨감 때문에 자다가 깨어날 수 있으니 반 컵 정도 마시는 것이 좋다. 그리고 반드시 잠자리에 들기 전에 잔뇨가 남아있지 않도록 배뇨를 마친 후 자리에 눕기 바란다. 그렇지 않으면 중간에 깨어나게 되고 다시 수면 유도 시간이 필요하게 될 수 있기 때문이다.

– 실내 온도는 18~20도 정도가 좋으며 연령이 많을 경우에는 22도 정도도 좋다. 너무 더울 경우는 답답하여 뒤척일 수 있어 체온보다 낮은 온도가 되도록 하여 편안하고 안락함 속에서 몸과 마음이 이완되도록 하면 된다. 냉체질일 경우에도 살짝 온도를 올려 본인의 선호도에 맞추면 된다. 따뜻한 온도에서 부교감신경이 활성화되는 특성이 있어 수면 유도에 도움을 주지만 너무 더우면 오히려 역효과가 날 수 있다.

- 생각을 많이 하면 뇌로 혈액이 몰리게 되어 뇌파가 잘 떨어지지 않기 때문에 하체 쪽에 핫 팩을 대는 것도 뇌파를 떨어뜨리게 하는데 많은 도움이 된다. 허리, 무릎, 발 등에 따뜻한 핫 팩을 사용하여 열감을 하체로 내리고, 느끼게 하면 뇌파가 빠르게 안정되고 몸과 마음도 이완된다. 이 방법만 실시하여도 쉽게 이완되어 수면으로 이어지는 좋은 이완 방법이다.

수면에 도움이 되는 운동요법은 몸과 마음은 하나로 연결되어 있기 때문에 마음의 문제는 몸으로 고친다고 서두에 안내했던 것처럼, 몇 가지 몸동작을 통해 뇌파를 떨어뜨리는 좋은 방법이 되니 잘 따라 하여 몸에 익히고 수시로 상황이 발생되거나 생각이 복잡할 때, 마음이 정리되지 않을 때 활용하면 많은 도움이 될 것이다. 언제 어디서든 돈 들이지 않고 약 필요 없이 수행할 수 있는 간단한 방법들을 알려 드리니, 매일 습관을 들여 실천하다 보면 뇌 건강과 몸 건강에도 아주 좋은 방법이 될 것이다.

◇ 뇌파 떨어뜨리는 운동

편안하게 자리에 누워 몸과 마음의 힘을 뺀다. 가볍게 발을 좌우로 흔들면서 발끝이 서로 부딪치게 움직여 준다. 툭!툭!툭! 발끝 부딪치기를 1000개 정도 하는 사이에 뇌파가 떨어지며 잠이 들거나, 끝나고 나서 발끝과 아랫배의 느낌에 집중하면 뇌파가 떨어지면서 바로 잠에 들게 된다.

〈 발끝 부딪치기 〉

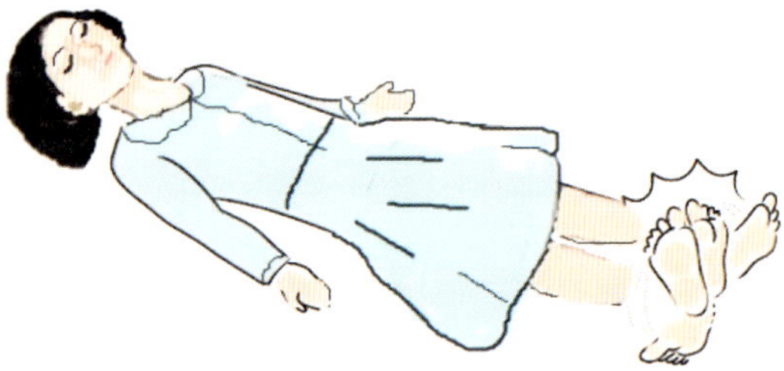

그림처럼 자리에 눕는다.

목과 어깨, 허리 등 온몸에 힘을 완전히 뺀다.

양발을 편안하게 펼친 다음 가볍게 양발 끝을 좌우로 흔들어 엄지발가락이 서로 부딪치며 툭툭툭 소리가 날 정도로 반복해서 흔들어 준다.

새끼발가락은 바닥 쪽으로 밀어주고, 엄지발가락은 서로 부딪치게 흔들면 고관절도 풀리고 장운동도 동시에 일어난다. 이때 호흡은 자연스럽게 한다. 개수는 마음속으로 세면서 실시한다. 처음 할 때는 100개만 하여도 고관절이 뻑뻑해짐을 느끼게 되지만, 계속해서 하다 보면 고관절이 풀리면서 괜찮아진다. 매일 실시하면 1000개가 거뜬하게 지나가 버린다. 머리가 복잡하고 잠이 안 올 때 발끝 부딪치기만 하여도 쉽게 잠에 들 수 있다.

◇ 몸과 마음을 이완시키는 운동

수면을 유도하기 위해 자리에 편안하게 누워 일과 중에 막혀있고 굳어 있는 근육과 정체된 에너지를 원활하게 흐를 수 있도록, 아래와 같이 간단한 방법을 매일 실천하여 긴장 모드에서 이완 모드로 바꿔주기 바란다.

사람은 본능적으로 몸을 보호하기 위해 매 순간 긴장하고 조심하는 성향이 있기 때문에, 조금씩 몸이 굳어져 가며 지구의 중력에 의해 약한 쪽으로 몸이 무너지면서 균형이 틀어져 간다. 하루 일과를 마치면 몸을 다시 풀어 이완 상태로 돌려놓아야 한다.

〈 무릎치기 〉

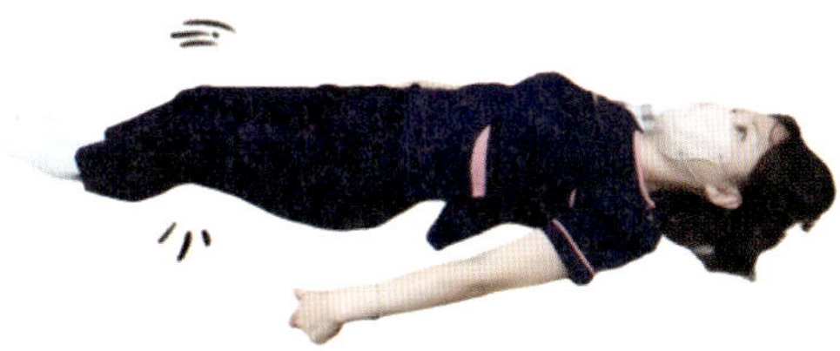

온몸을 편안하게 자리에 누운 상태에서 양 무릎을 들었다 놨다 하여 오금이 땅에 닿도록 가볍게 툭툭툭 치는 소리를 들으면서 하체 이완을 느껴본다.

< 엉덩방아 찧기 >

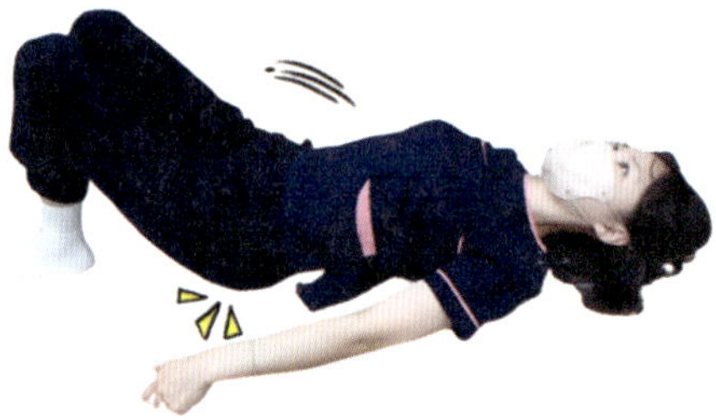

무릎을 세워 엉덩이를 들었다 놨다 하면서 골반을 쿵쿵쿵 방아 찧듯이 땅에 부딪혀 골반을 풀어 준다. 선골과 꼬리뼈, 복부 등이 풀리는 느낌을 느껴본다.

< 등치기 >

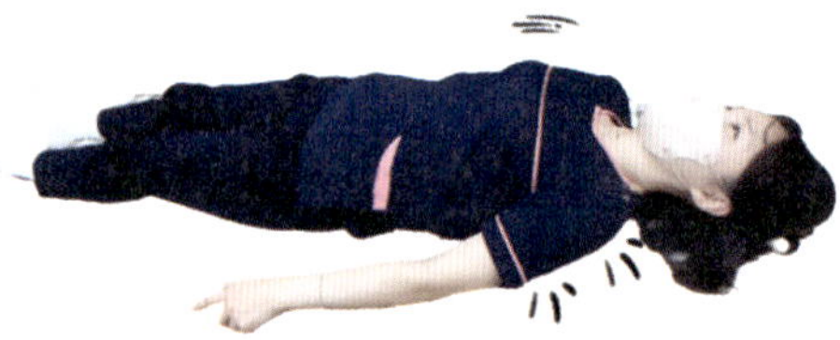

골반, 팔꿈치, 머리 등을 땅에 대고 등을 들어 땅에 떨어뜨리면서 철썩거리도록 등의 긴장근육을 풀어준다.

이렇게 간단한 방법으로 몸과 마음을 풀고 편안한 상태를 느껴보기 바란다. 몸의 편안함과 몸의 상태를 느끼는 순간에 더 깊은 숙면으로 들어갈 수 있다. 각 횟수는 30회 이상씩 하면 된다.

1단계 / 기지개의 원리

기지개는 대부분 소리 지르며 팔다리를 뻗고 몸을 늘리는 동작이다. 왜 기지개를 켜는 것일까? 좀 더 관심을 두고 살펴보면 기지개는 모든 척추동물에게서 일어나는 매우 자연스러운 행위이다. 어린아이에서부터 노인에 이르기까지 모든 인간 또는 동물들까지 일상생활이나 잠자리 등에서 장소와 때를 가리지 않고 양팔을 늘리며 기지개를 켜게 된다. 그동안 학계에서도 비슷하게 기지개의 원리가 정리되기도 하였는데, 필자는 여러 가지 방법으로 몸의 감각을 깨우고 다양한 서적들을 통해 정보를 섭렵하여 오늘에 이르기까지 연구와 노력을 기울여 왔었기에 알아차리게 된 내용들이다.

〈 기지개 켜기 〉

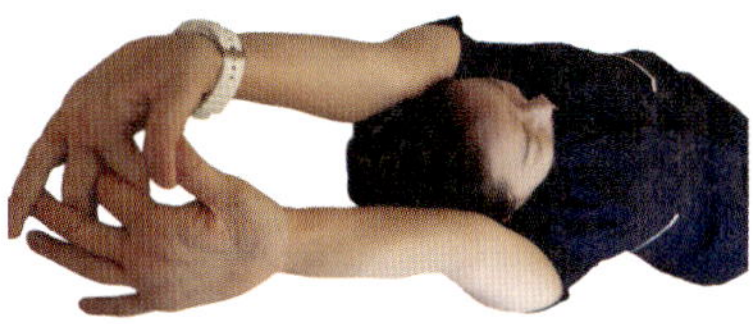

기지개(氣指開)를 한자 뜻으로 풀어보면 기(氣)를 손가락 지(指) 끝까지 열다(開)는 뜻이다. 기지개를 켤 때는 양손을 머리 위로 쭉 뻗고, 양발은 발끝을 아래로 쭉 밀어 몸을 최대한 늘리는 동작이며, 그 순간은 온몸에 매우 높은 압박감이 일어난다. 수 초 동안 행해지는

데 이 또한 소리와 함께 기지개를 켜게 되는데 몇 초간의 최대 압박 상태를 유지하다 순간적으로 동작을 풀며 최대 이완의 상태로 들어간다. 긴장감 후에 가장 편안한 상태로 이완되며 몸의 관절들도 힘을 풀게 된다.

이러한 자율신경계의 작용은 뇌파를 떨어뜨리기 위하여 교감신경의 초긴장 상태를 유지하다가 순간적으로 이완의 상태로 되돌리는 원리이다. 교감신경이 작용하며 몸의 초긴장과 압박을 일어나게 한 후에 이어서 온몸을 풀면서 부교감신경이 바로 반응한다. 몸의 상태를 편안하고 늘어지는 이완의 상태로 돌입하는 이런 현상은 수면을 유도하는 생리적인 자동 시스템이다.

이런 자연현상을 통하여 누적되고 정체된 에너지도 교체된다. 늘 긴장 상태로 경직되어 있던 근육들도 변화를 맞이하는 기회가 되기도 한다. 반복되는 시간이 지루하거나 초긴장이 지속되거나 몸의 피로도가 누적되는 경우에 몸의 변화를 일으키는 과정이기도 하다. 이러한 기전을 알고 인위적으로 기지개를 켜는 것도 비슷한 몸의 반응이 나타나기 때문에 수면을 부르기 위한 전 단계로 보고 인위적인 기지개 켜기를 시도해 보기 바란다.

2단계 / 하품의 원리

하품도 크게 보면 기지개와 비슷한 맥락으로 볼 수 있으나 차이는 눈물이 나고 침도 분비되는 양상이 나타나는 것이다. 학계에서도 여러 가설을 내 놓고 있으나 아직 그렇다 할 정설이 나오지 않는 상태이다. 그러나 수면과 하품의 관련성이 높기 때문에 우리는 하품에 대한 원리를 이해하고 넘어가는 것이 수면을 유도하는데 많은 도움이 될 것이다.

최근 발표된 학술지 등에 하품하는 이유를 설명하였는데 '뇌 냉각'을 시키기 위한 것이라 한다. 즉, 사람이 하품하는 이유는 '뇌를 식히기 위해서'이며, 이런 내용은 즉, 하품하는 동안 '근육을 수축시키는 것'과 긴 들숨의 목적이 머리에 흐르는 '뜨거운 피를 씻어내고 차가운 피로 대체하기 위해'라는 가설을 내고 있는 정도이다.

또한 미국 하버드 '헬스 퍼블리싱'에서 내린 또 다른 두 가지 가설이 있다. 첫째(허파에 바람)는 '하품을 하면 폐와 인근 조직이 팽팽하게 펼쳐지는 스트레칭 효과가 생기며, 덕분에 허파 내부의 미세한 공기 통로가 막히거나 붕괴하는 걸 예방 할 수 있다는 것'이며, 둘째(각성과 집중)로 "하품하면 호흡기 뿐만 아니라 다른 근육과 관절도 스트레칭할 수 있어 그 결과 심박수를 높이고 더 또렷한 각성 상태를 유지할 수 있다."라는 가설이 있다.

위와 같은 하품하는 이유에 대한 가설들이 많이 나와 있으니 이런 가설들을 참고로 하여 자신의 하품을 느껴보고 개선해 보는 노력의 시간이 필요할 것 같다. 이처럼 하품에 대한 가설들이 난무하게 전해지고 있지만 아직 정확한 해법이 발표되지 않고 있는 실정이라서, 수면에 대한 완치보다는 보조적인 방법이라고 할 수 있는 약물에 의존하는 형태로 많은 사람이 밤에 대한 두려움을 극복하려고 노력하고 있다.

일상생활에서 잠이 부족할 때면 일과 중에 하품이 자주 나오기도 하고, 주변에서 하품하는 사람을 자주 목격하기도 한다. 이처럼 하품은 언제 어디서나 누구에게나 나타나는 자연스러운 생리현상이며 유독 하품 후에는 다량의 눈물이 분비되기 때문에 닦아내야 할 정도로 흐르는데, 이렇게 보이는 현상만 보더라도 새로운 관점으로 보아야 할 과제로 생각하게 된다.

〈 졸림의 신호 '하품' 〉

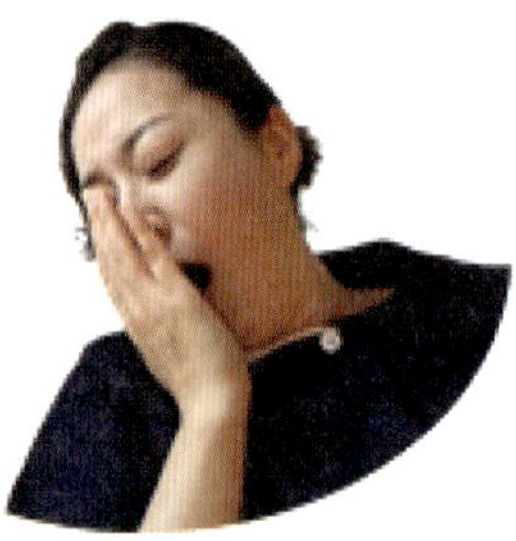

위의 가설 외에도 하품하는 이유가 산소가 부족해서 한다는 설과 긴장감을 주기 위해서 한다는 설 등 다양하게 학계의 이론들이 제기되고 있다. 세계보건기구(WHO)에서 이미 발표하고 있는 것도 추론적인 내용으로 앞으로 확실한 이유들이 밝혀져야 할 때이다. 필자도 이러한 질문에 대해 연구와 노력 끝에 답을 얻게 되었으며 본 책자를 통하여 그러한 내용들을 구체적으로 나타내고자 한다.

하품을 하면 왜 사람이나 동물들이 한결같이 다 입을 크게 벌려 얼굴 스트레칭을 하는 것일까? 또 하품을 하고 나면 왜 이렇게 많은 눈물을 흘리게 되는 것일까? 이러한 원리를 알고 나면 매우 단순한 원리가 숨어있다는 것을 알게 된다. 이런 현상은 매우 자연스러운 몸의 반응으로 신의 축복이 숨겨져 있음을 알 수 있다. 정말 생명의 신비함이라 말하지 않을 수 없다.

일상생활 속에서 인간이나 동물들은 잠에서 깨어나면 의식이 들어오면서부터 눈을 뜨고 시야를 사용하게 된다. 아마 신체 중에서 심장 다음으로 끊임없이 본연의 임무를 하고 있는 기관이 눈이 아닐까 생각한다. 뇌에 들어오는 정보의 양 중에서도 가장 의존도가 높은 것이 시야로 받아들이는 정보의 70~80%를 차지할 정도이다. 아침에 눈을 뜨고 저녁에 잠이 들기 전까지는 한시도 쉬지 않고 계속 사용하게 되는 시야에 대해서 한번 생각해 보자. 하루에 정말 많은 시간을 자동으로 시야에 보여지게 되는 것도 있지만 의도적으로 사물을 관찰하고 또한 공부하거나 일을 할 때, 목표물에 집중하면서 시야를 좁혀서 보기도 하고 또한 시야를 넓혀 보기도 하면서 사물들을 인식하고 정보를 받아들이며 살아가고 있다. 또한 이런 과정은 시야로 대상을 인식하기 위해 많은 양의 에너지 소모도 일어나고 있다.

• 하품 하는 이유, 그 가려진 비밀

여러분은 하루에 몇 번이나 입 가리는 하품을 하시는지? 갓난아이에서부터 100살을 넘기신 어르신에 이르기까지 한결같은 모습으로 같은 반응을 보여주며 하품을 한다. 장소를 가리지 않고 모든 사람들이 매일하고 있고, 또한 매우 자연스러운 생리적인 현상이 왜 일어나는 것일까? 그런데도 아직 그 이유가 명확하게 밝혀지지 않았다는 것이 참 신기하다. 필자가 밝히게 되는 하품의 원리를 보게 되면 완벽한 생명의 원리에 감탄하지 않을 수 없다. 이러한 생리적인 현상을 자세하게 알게 된다면, 불면증을 개선하고 예방하는데도 많은 도움이 되리라 기대하게 된다.

하품은 일과 중이나 아니면 잠자리에 들기 전, 때로는 자고 난 후에도 자연스럽게 하게 되는데 다 이유가 있다. 가장 많이 하게 될 때는 잠자리에 들기 전에 많이 나오게 되는 것을 알 수 있는데, 잠자리에 들기 전에 하품이 나오지 않는 것은 이미 이완이 되어 바로 잠에 들 경우이며, 혹은 낮에도 하품이 나오는 경우는 낮잠이 필요하다는 증거이다. 자고 나서도 하품이 나오는 것은 잠이 부족하다는 증거인데, 이렇게 하품은 수면과 깊은 관련이 있는 행위임을 알 수 있다. 하품은 눈물샘을 자극하여 눈물을 유도하고, 하품 끝에 입을 쩝쩝거림이 따르는 것은 소화계까지 자극이 되었다는 것이다. 가볍게 하는 하품은 지루함을 나타내는 것으로 눈물이 안 나올 수도 있다.

하품을 통해서 각성을 유도한다기보다는 하품 이후에는 부교감신경이 활성화되어 뇌파를 떨어뜨리게 되는 것을 알 수 있다. 그래서 오히려 의식이 흐려지며 눕고 싶은 생각을 유발시키는 것이다. 그럼 하품에 대한 원리들을 자세하게 살펴보도록 하자.

우리가 아침에 알람 소리를 듣고 일어나든 아니면 저절로 눈이 떠져서 일어나든 각자의 경험을 유추해서 생각해 보자. 매일 밤낮으로 행하고 있는 하품은 우리에게 매우 익숙한 행위라서 너무 익숙하고 자연스러운 현상이라서일까? 그동안은 하품의 이유에 대한 가설만 난무하는 상황인데 최근에 그 원인에 대해 바르게 제시한 분이 있다. 제독교포 김세연 교수께서는 건강관련 사업을 운영하던 중에 피부트러블이 개선되는 것을 체험하며 무의식 신경학에 대한 공부를 시작하게 되었다. 그리고 심도 있는 체험과 이론을 정립하는 단계에 이르자, 교수께서 발견한 KSNS(Korean Kim Schutz Nerven System(몸을 보호하는 신경구조) 자연의학을 알리기 위한 책 출간과 450여 개의 동영상을 제작하여 유튜브에 올리기 시작하면서 더 빠른 속도로 세계 각국에 알려지게 된다.

필자도 김세연 교수의 알레르기 스본스도 영상에서 삼차신경의 역할과 과민반응 등에 대한 내용을 토대로 공부하게 되었으며, 삼차신경 고장에 의해 일어나는 피부 반응이라는 것 등을 알 수 있었다. 특히 하품을 하는 이유가 삼차신경을 자극하기 위한 것이라는 것을 영상으로 확인시켜 주었기 때문에 그 원인에 대해서 확신을 갖게 되었으며 더 많은 공부와 연구를 거듭하며 왜 눈물이 나오는가에 대한 이유 등을 알게 되었다.

◇ 삼차신경과 눈물샘의 구조

175페이지의 그림처럼 삼차신경(Tertiary nerves)은 귀 앞쪽에서 세 분지로 나누어지는데 가장 윗가지는 눈을 지나 뇌로 연결되는 가지이며, 눈 위쪽에 있는 눈물샘을 지나기 때문에 이 부위가 자극되면 눈물이 나올 수 있다. 중간으로 갈라지는 가지는 코와 윗입술, 상악골의 잇몸 등으로 분포되어 있다. 이 분지는 비염과 연관이 많이 있어 특정물질이 찬 공기와 함께 몸 안으로 들어오면서 비막 등을 자극하게 된다. 이때 이 신경이 과민반응을 보이며 면역계가 예민하게 반응하면 알레르기 비염을 유발하기도 한다. 아래 턱 쪽으로 갈라지는 분지는 아래턱뼈와 아랫잇몸 등에 분포되는데 복부 쪽까지 연결되어 특정 음식의 과민반응을 일으키게 되는 경우가 있다. 즉 복숭아를 먹었는데 이 신경이 복숭아에 대해 이상 물질로 과도한 반응을 하게 되어 예민해지기 시작하면서 복숭아는 몸에 해를 끼치는 음식으로 오인하게 되면서부터 복숭아만 먹으면 방어기전을 보이게 되고 알레르기를 일으키게 된다. 그래서 가려움증이나 두드러기 등을 유발해 방어체계에 돌입하게 되는 등 많은 몸의 변화를 가져오게 된다.

이럴 때 병원에 찾아가 치료를 받아보지만, 완치가 되지 않을 뿐만 아니라 자주 재발하면서 같은 음식을 먹고 나면 똑같은 반응을 보이기 때문에, 그때부터는 아예 그 음식과는 거리를 두기 시작하게 된다. 이러한 반응에 대처하기 위한 방법으로 아주 간단한 치유법이 있다. 삼차신경의 과민반응 즉, 특정 음식에 과민반응을 보이는 삼차신경을 마사지 하여주면 간단하게 개선되는 것을 볼 수 있다. 병증이 오래되고 심할수록 치유 기간도 오래 걸린다는 것을 감안하여 차근차근 마사지 횟수를 늘리면 된다.

일상생활 대부분의 사람은 인간관계로 인한 긴장 선상에서 살아가고 있다. 특히 자존감이 낮을수록 사람 만나는 것을 두려워하며 잠시 잠깐 보는 사람도 경계심을 갖게 되고 무의식적인 방어기전을 펼치게 된다. 그러다 보니 스트레스 지수는 항상 높은 상태가 되고, 그런 상황이 잦다 보면 본인도 모르게 무의식의 경계를 넘어 습관이 되어버린다. 그리고 오래된 습관은 자신의 눈에는 보이지 않기 때문에 찾을 수도 없다. 그러니 무엇이 문제인지도 모르게 되어 몸과 마음은 경직되고 피로는 누적된 상태가 된다.

이러한 시간을 보내다 보면 뇌가 지루함을 느끼게 되고 뇌는 그 피로를 풀기 위해 이완에 들어갈 준비를 한다. 이런 상태의 마중물이 바로 하품이다. 즉 긴장의 상태에서 이완의 상태로 전환이 필요하거나 전환하기 위한 타이밍이 되면 생리적인 현상으로 하품을 하게 되는 것이다. 하품의 상태를 자세하게 살펴보면 간단한 동작인 것 같아 보이지만 매우 정교하게 짜여 있는 시스템임을 알 수 있다.

하품할 때는 가장 먼저 입을 최대한 크게 벌리고 눈을 질끈 감고 몇 초간 유지하는 이 행위는 이유가 있다. 그것은 귀를 중심으로 해서 얼굴 전체로 갈라지는 삼차신경이 눈물샘을 자극하고 코주름이 콧잔등에 숨겨져 있는 눈물주머니를 자극시켜 눈물을 분출시키기 위해 하는 행위이다. 삼차신경을 자극하면 눈물샘이 자극을 받으며 콧등을 끌어올리면 눈으로 연결된 눈물주머니가 자극 받아 눈에 눈물이 가득 고이게 된다. 바로 이것이다. 눈에 눈물을 고이게 하는 동작이 하품하는 이유이다. 그러면 왜 눈에 눈물을 고이게 해야 하는 것일까? 이것 또한 깊은 뜻과 이유가 있는데 그림을 보면서 자세히 알아보도록 하자.

〈삼차신경과 눈물샘〉

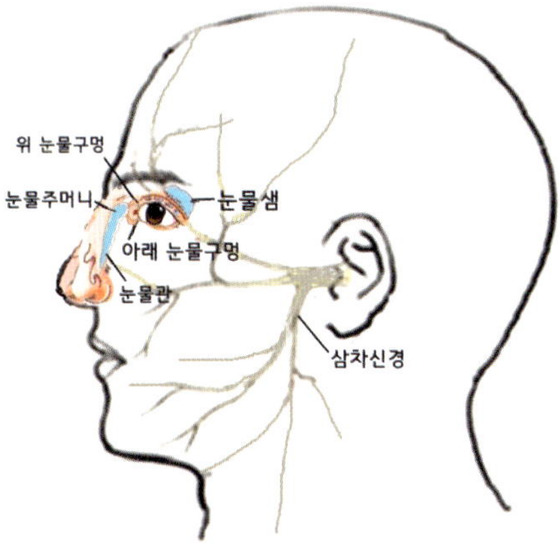

하품에 가짜가 있고 진짜가 있을까? 그러지 않는다. 하품의 원리를 알게 되면 똑같이 할 수 있고 똑같이 하면 똑같이 효과를 유발해 눈물이 고이게 된다. 생명의 완벽한 시스템을 우리 인간이 잘 활용할 수 있다는 증거이기도 하다. 문제는 하품이 어떻게 이루어지는가를 잘 알아야 한다는 것이다. 하품의 발단은 지루함에서 시작되고 휴식이 필요한 만큼 졸린다는 증거이며 긴장 상태에서 이완 상태의 부교감신경이 활성화하려는 시도이다.

부교감신경의 위치는 중뇌와 연수이며 또한 제2 천추에서 제4 천추에 이루고 있고, 척추에서 분지되어 나오는데 몸의 이완을 주도하는 신경으로 밤이 되면 더 활성화되고 뇌파를 떨어뜨려 수면을 주도한다. 이렇게 하품은 수면과 깊은 연관성이 있기 때문에 수면이 부족한 불면증이 있는 사람에게는 마치 마중물과 같은 존재이다. 그래서 하품을 잘 활용하여도 잠을 유도 할 수 있는 방법이 되기 때문에 진짜처럼 잘하는 것도 도움이 된다. 이와 같은 깊은 의미가 있는 하품의 원리를 알게 되면 하품하는 것도 소중하게 생각하면서 좀 더 적극적인 방식으로 하품을 할 수 있게 된다.

〈하품의 효과〉

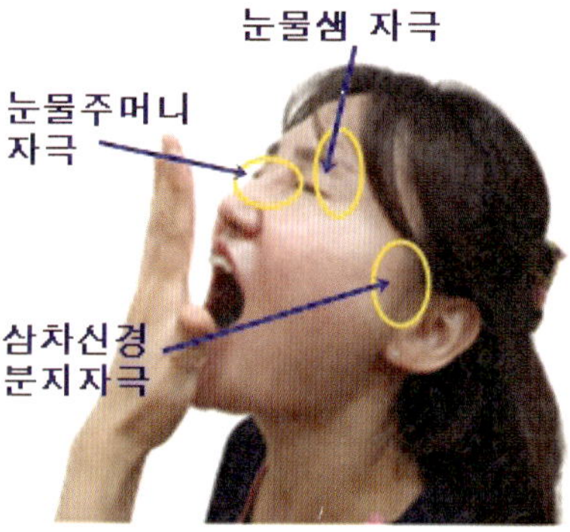

아래와 같이 하품의 이유는 세 가지이다.

- 첫 번째 삼차신경 자극 : 뇌파를 떨어뜨리고 소화계 활성화를 부추긴다.
- 두 번째 눈물주머니 자극 : 눈물을 분출시켜 눈에 윤활유 역할을 할 수 있도록 눈에 수분을 공급한다.
- 세 번째 눈물샘 자극 : 눈의 이물질 제거와 안구운동을 돕기 위해 눈물을 공급한다.

이렇게 여러 가지 이유가 있기 때문에 입을 크게 열고 눈을 감고 콧잔등을 끌어올리며, 얼굴 스트레칭을 하는 과정을 수 초간 여러 번 하는 과정을 겪는다.

어떻게 하면 하품을 잘할 수 있는지 연습해 보도록 하자.

먼저 입을 크게 벌리는데 단순하게 입만 크게 열린다고 해서 눈물이 나오는 것이 아니다. 목젖 열림을 시작으로 어금니부터 열리는데 이 과정은 소화기계를 자극하는 과정이기도 하다. 눈을 감고 콧잔등을 끌어올려 콧등에 주름이 잡히도록 해야 콧잔등에 숨겨져 있는 눈물주머니가 자극되며, 눈을 감고 눈물샘을 열어주었을 때 자극 받은 눈물샘과 눈물주머니에서 다량의 눈물이 분출되어 눈에 가득 채우게 되고 넘치게 하여 눈에 있는 이물질들을 흘려보내기도 하고, 눈동자가 매끈거리게 만드는데 이 또한 정말 큰 이유가 숨겨져 있다. 생명에 대한 신비함을 다시 한번 더 느껴보게 된다.

눈에 윤활유가 필요한 이유는 두 가지가 있다. 첫 번째 수면에 막 들어가게 되면 눈동자는 앞을 보지 않고 위쪽과 뒤쪽을 향하게 된다. 그 이유는 아마도 에너지 충전과 눈을 정화하기 위한 것으로 추정되며, 수면을 준비하는 과정이기도 하다. 더 깊은 진실은 전문적인 연구를 통해서 자세하게 밝혀지기를 기대한다. 어쨌든 눈동자가 위와 뒤를 향하게 되기 때문에 윤활유가 필요하며, 눈동자가 위와 뒤를 향하는 것을 이해하기 위해서는 막 잠든 사람을 깨워보면 눈을 뜰 때 눈동자가 위에서 내려오는 것을 볼 수 있을 것이다. 정면을 보지 않고 있다는 증거이며 불면증으로 고통받는 사람도 눈동자를 위와 뒤로 향하게 되면 더 빠르게 잠이 드는 방법이 되기도 한다.

두 번째의 이유는 수면 중의 안구운동 때문이다. 입면이 시작된 이후 첫 논렘수면이 90분 정도 진행되고 나서 첫 렘수면이 나타나는데, 이 시간에 안구가 빠르게 움직이는 것을 관찰할 수 있는데 이것은 '급속 안구운동'을 하는 시간이며, 이렇게 진행되는 간격은 수면시간을 7~8시간으로 가정했을 때 잠을 자는 동안 수면곡선이 보통 4~5회 정도 반복되며 렘수면 시 안구운동을 하며 렘수면(REM Rapid Eye Movement)은 기상 시간이 다가오면 더욱더 안구운동을 반복하게 되는 것을 볼 수 있다. 수면시간이 짧은 사람의 경우 유독 눈에 실핏줄이 보여 충혈 현상을 보게 되는 것은 아마도 이 안구운동이 부족하기 때문이 아닐까 추측해 볼 수 있다. 충혈은 안구운동이 충분하게 이루어지지 않아 풀리지 않는 혈관의 피로 누적 때문일 것이다. 자는 동안 충분한 눈 속의 미세혈관들의 정화작용이 일어나는 관계로 충분한 수면이 이루어지고 나면 모세혈관의 흔적은 사라지고 눈이 초록색에 가까울 정도로 맑아 보인다.

그 외에도 무의식신경과 관련된 뇌파를 조율하는 작용에 관여하기 위해 하품은 끝없이 하며 이완에 들어가려는 무의식적인 행위이며, 잘하는 하품은 아래턱뼈를 내리는 것으로 소화계를 촉진하고 윗눈썹을 위로 최대한 위로 끌어올려 눈물샘과 삼차신경(Tertiary nerves)을 자극하는 행위로 볼 수 있다. 그렇게 했을 때 눈물주머니가 자극되어 눈물이 눈에 고이게 되고, 깊은 수면을 위한 다량의 눈물이 분비되어 이물질을 제거하고 눈동자가 잘 돌아갈 수 있도록 하는 좋은 윤활유의 역할을 하게 된다. 이렇게 하품하는 이유를 알게 된다면 하품이 우리에게 얼마나 귀한 것이며 필요한 것인지 알 수 있다. 생명의 신비함과 완전함을 다시 한번 실감하게 되는 부분이다.

◇ 자율신경계 활성화

앞에서 간단하게 설명한 것처럼 교감신경은 뇌를 각성시키고 몸의 근육에 힘이 들어가게 하여 긴장 상태를 유지시키는 것인 반면에, 부교감신경은 몸의 힘을 빼기 위해서 이완 작용을 유도하기 때문에 이러한 변화를 주기 위함이다. 우리 몸은 자동적으로 졸리거나 피곤할 때는 온몸을 늘려 긴장 상태를 유도하는 기지개를 켜는 것으로, 몇 초간 긴장상태를 유지하다가 한순간에 힘을 풀면서 이완(늘어짐)으로 전환하는 변환점이 있다.

면접 장소에서도 면접관 앞에 가기까지 초긴장의 시간을 사시나무 떨 듯 긴장으로 장시간을 보내다 보면, 자동으로 몸이 이완 모드를 취하기 위해 하품을 하거나 기지개를 켜기도 하여 긴장 상태를 이완 상태로 돌리려고 하는 생리적인 현상이 자동으로 일어나는 것을 볼 수 있다. 이 행동은 각성시키기 위해서라기보다는 스스로 몸을 치유하려고 하는 것으로 교감신경 활성시간이 길어지면 부교감신경으로 조율하려는 무의식적 항상성 작용으로 지루함이 변화를 추구하는 하품으로 대변하는 경우이다. 그렇게 긴장의 시간이 오래된 정점이 지나면 다시 이완하려는 자율신경계의 작용으로 볼 수 있다.

하나의 예를 들어보면 요즘 모든 집에 안마기 한 대씩은 구입하여 사용할 정도로 많은 사람이 안마를 선호하는 편이다. 왜 많은 사람들이 안마를 받으려고 하는 것일까? 안마 받으면 무엇이 좋아지고 무슨 변화가 생기기 때문에 좋아하는 것일까? 그리고 안마가 수면과 무슨 관련성이 있는 것일까? 라고 의문을 가질 수 있을 것이다.

가끔 주변 사람들의 얘기를 들어보면 "오늘 마사지 숍에 가서 등 마사지를 받고 왔는데 오랜만에 푹 잘 잤다!"고 자랑삼아 얘기하기도 한다. 하지만 집에서 하는 안마기는 사람도 아닌 기계가 해주는데 얼마나 안마 효과가 있겠는가 할 것이다. 그러나 한 집 건너 모두 설치하고 있을 정도로 많이 팔리는 것을 보면 무언가의 변화가 있기 때문에 선호하지 않을까 생각해 본다.

기계는 기계일 뿐이며 거기에 반응하는 것은 수신자의 몸이 할 일이다. 본인의 몸에 집중하면서 받게 되면 안마의 효과도 다르게 나타난다. 충분한 효과를 얻기 위해서는 받는 사람도 동조하여야 한다. 동조한다는 뜻은 생각으로 반응하는 것을 말하며 기계가 두드리도록 방치하는 것이 아니라, 기계가 내 몸을 두드리거나 주무르는 동안 수신자도 동시 수신에 집중하며 호흡을 내쉬기만 하여도 그 효과가 배가 된다는 뜻이다. 즉, 계속해서 외부적인 자극이 느껴지는 것에 집중하면서 수신자도 동조할 때 에너지 변화가 빠르게 일어나며 호흡을 길게 내쉬기만 하여도 부교감신경이 활성화되면서 몸의 변화가 더 효과적으로 일어나 이완이 일어나는 원리이다.

이러한 효과를 모르고 집에 안마기를 들여놓았다면 다시 한번 생각해 보아야 할 것이다. 내가 진정으로 기기의 효과를 잘 보고 있는가? "아니다."라고 한다면 어떻게 사용하고 있는지 생각해 보고 내 몸을 그냥 기계에 맡기고 나는 딴생각에 빠져있거나 안마받는 동안 한 손에 핸드폰을 들고 무언가를 보며 받고 있지 않은지, 또는 틀어놓은 텔레비전에서 들려오는 소리에 집중하며 기기 혼자 돌아가도록 나의 몸을 방치하고 있지 않은지 느껴보고 효과증대를 위해 개선하는 것도 좋은 방법이다.

몸이 경직되는 것은 평소에 긴장을 잘하기 때문에 몸의 근육이 경직이 되는 것이다. 오래된 습관은 잘 보이지 않기 때문에 대부분의 사람들은 "나는 긴장 안 하는데요?"라고 얘기하지만, 자세히 들여다보면 의식적으로는 긴장을 안 한다고 느낄 수 있으나 무의식적으로 생활 속에서 많은 긴장의 순간들이 있다. 예를 들면 습관적으로 하는 운전 또한 출발에서 도착지까지 무의식적으로 긴장하며 주행을 하게 된다. 이렇게 본인도 모르게 쌓인 긴장의 피로는 운전 후까지 이어질 수 있기 때문에 몸을 잘 풀어주지 않으면 누적된 피로로 이어질 수 있고 몸이 더욱 경직되어 가는 이유이기도 하다.

밤새 깊은 숙면을 취하고 새로운 에너지가 충전되면 즐거운 마음으로 일어나 창문을 활짝 열고 기지개를 켜며 시원한 아침 공기를 받으며 하루를 시작하게 될 것 같은데…. 그러나 밤새 뒤척이는 밤을 지새우게 된다면 온몸은 찌뿌드드하고 천근만근이 되어 눈도 제대로 뜨지 못한다. 꺼칠하고 부스스하게 시작하게 되는 하루는 하는 일마다 언짢아지고 피로감 때문에 고운 말이 잘 나오지 않고 쉽게 짜증부터 내게 된다.

3단계 / 생각을 멈추는 의식의 창 닫기

• 뇌의 특성(생각, 감정, 생존 및 신경)

어떻게 불면증을 극복할 수 있을까? 좀 더 깊은 수면으로 빠져드는 새로운 방법은 없을까? 와 같은 고민을 많이 하면서 필자는 그러한 해답을 찾기 위해 부단히 노력해 왔다. 수면의 문제를 해결하기 위해서는 먼저 뇌의 특성을 알아야 한다. 그래서 모든 사람들의 신체의 가장 높은 부위에 위치하고 있는 뇌 구조에 대해 간단히 알아보고 시작하도록 하자.

뇌 부위의 정확성보다는 뇌의 특성과 중요한 뇌 3층 구조로 나누어지는 뇌 부위를 익힌다는 마음으로 살펴보고 시작하면 뇌를 이해하는 데 도움이 되겠다고 생각한다.

〈뇌의 특성과 뇌 3층 구조〉

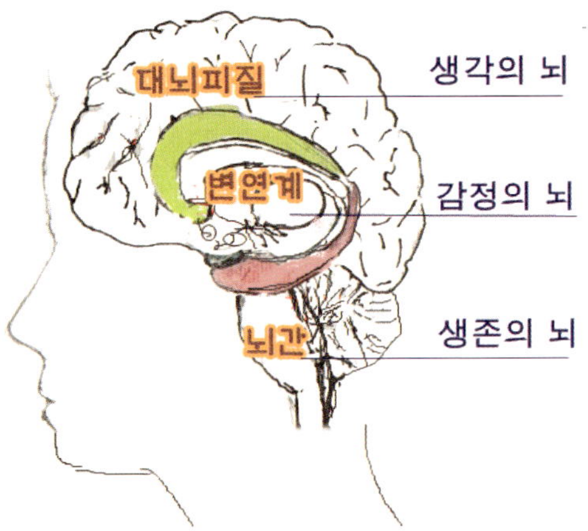

뇌를 자세하게 공부할 필요는 없겠지만 불면증을 이해하려면 간단하게 뇌 구조에 대해서 살펴보고 설명에 들어가게 되면 불면증의 원리를 이해하는 데 도움이 되기 때문에 다시 한번 정리해 본다. 뇌는 그림에서와 같이 크게 3층으로 구분한다. 가장 아래에 있는 뇌는 뇌간이라 하는 부위이고, 중간에 둥근형이 모여 있는 부위는 구피질(변연계)이라는 부위이다. 그리고 뇌의 가장 바깥쪽에 있는 대장의 모양처럼 생긴 부위는 아래 두 개의 부위를 감싸고 있는 형태로 가장 많이 차지하고 있으며 신피질(대뇌)이라 칭한다. 이렇게 뇌는 크게 3층 구조로 되어있다. 이러한 구조별로 보면 다음과 같은 주요 역할들을 하고 있다.

- 신피질(대뇌피질) : 가장 나중에 형성된 부위로서 생각하는 뇌로 알려져 있으며 창조와 의사결정 등을 주관하며 기억반구이기도 한다. 이성을 주관하는 영역의 뇌이다.
- 구피질(변연계) : 단기기억과 주로 감정 에너지를 처리하고 반응하는 곳으로 두려움과 공포 등 감성과 관련된 영역이다.
- 뇌간(생명의 뇌) : 가장 먼저 생겨난 부위이며 생존 뇌이다. 호흡과 체온 및 맥박 등 기본 생명현상을 신경 작용에 의해 깊게 관여하며 감각이나 느낌을 주관하는 영역이다.

이렇게 뇌는 간단하게 3층 구조로 구분하는데 평소에 의식이 어디에 머무르느냐에 따라서 느껴지는 정보의 형상이 다르게 나타난다. 일상적인 기억정보들은 뇌의 가장 바깥층인 신피질의 작용으로 일어나기 때문에 의식이 이곳에 머무르게 되면, 과거의 기억을 떠올리게 돼서 현실을 떠나 과거에 있는 것처럼 느끼게 된다. 그리고 중간층에 있는 구피질(변연계)에 의식이 머무르게 되면 감정과 관련된 에너지와 정보들을 느끼게 된다. 마지막으로 뇌와 척추가 연결되어 있는 뇌간은 많은 신경이 둘러싸여 있는 부위로 감각기능이 활성화되어 있다. 그래서 무엇엔가 의식을 집중하게 되면 이 부위가 활성 되면서 감각이 살아나 잘 느낄 수 있게 된다.

수면과 관련성이 높은 것으로 알려진 송과체는 뇌에 있지만 잘 알려지지 않고 있으며 별도의 작용을 하는 것으로 구분되고 있다. 그러나 우리가 송과체에 대해 집중해서 보아야 할 이유는 수면에 깊은 관여를 하고 있기 때문이다. 우리 뇌의 가장 중앙부에 자리 잡고 있는 송과체는 솔방울 모양으로 생겨서 붙어진 이름이다. 또한 내분비기관으로 분리되어 수면호르몬으로 알려진 멜라토닌을 생성하며 생체리듬을 유지시키는 것으로 밝혀져 있다. 좌뇌와 우뇌 사이 정중앙에 있으면서 눈 뒤쪽에서 눈과 일직선상으로 위치하여 수면과 밀접한 관련성이 있음을 보여주기도 한다.

그렇기 때문에 송과체의 위치를 찾는데 힘들이지 않고 감각으로 느낄 수 있게 된다. 크기는 0.13kg 정도로 아주 작은 형태의 기관이어서 보편적으로 잘 다루어지지 않았던 부위이기도 하다. 그러나 불면증을 알기 위해서는 관심을 가져야 할 중요한 부분이다. 특히 송과체는 빛을 인식하여 빛 반사 여부에 따라 멜라토닌 분비를 억

제시키거나 또는 분비하는 등의 작용을 하고 있기 때문에 빛의 노출여부를 잘 관리하면 좋다. 빛이 밝은 낮에는 멜라토닌을 적게 분비시키고, 어두운 밤이 되어 빛이 차단된 곳에서는 멜라토닌을 많이 분비시키는 기능을 하고 있다. 송과체에 대해서는 후반부에서 다시 한 번 더 다루고자 한다.

4단계 / 의식을 이곳으로 이동

◇ 의식 이동하는 방법

• 생각의 뇌를 잠재우면 의식은 고요해진다(자신의 몸에 집중하기)

잡념이 이어지면 머리가 복잡해지고 뇌파는 더욱 요동을 치게 된다. 심한 경우 머리 쪽으로 혈액이 쏠리면서 두통이 따르게 된다. 이럴 때는 생각하는 뇌를 잠재우기 위해 스스로 의식을 생각에서 느낌으로 이동시키면 된다. 현재를 떠나 과거나 미래로 돌아다니는 의식을 현재 자신의 몸을 느끼게 하는 것이다. 그러면 바로 생각의 뇌가 멈추어지고 몸을 느끼는 뇌간으로 들어가게 된다. 뇌를 방치하게 되면 생각의 생각의 꼬리를 물게 되어 밤새워 에너지 소모가 지속되기 때문에, 생각이 떠오르는 대로 뇌를 방치해 두는 것이 아니라 감각으로 에너지를 느끼게 하여 뇌파를 안정시키고 잠재우는 뇌 활용이 수면을 유도하는 좋은 방법이 된다.

의식이 각성되어 잠이 잘 오지 않을 것 같은 느낌이 들 때면 편안하게 자리에 누운 상태에서 앞에서 제시했던 이완 운동요법들을 천천히 수행하여 뇌파를 조금 안정시키는 것이 필요하다. 뇌파가 안정되면 몸속의 에너지 느낌에 집중하면서 생각을 조금씩 수그러들게 하여 자연스럽게 수면으로 이어지도록 몸에 의식을 집중시키는 것이 중요하다.

그런데도 생각이 멈추지 않고 뇌파가 떨어지지 않는다면 다음 방법을 시도해 보라. 감각으로 자신의 몸에 에너지 캡슐을 씌우고 에너지가 외부로 흩어지지 않도록 몸을 보호하는 마음을 담아 묵언으로 "감사합니다."를 계속하면서 몸과 캡슐에 감사 에너지의 캡슐을 채워간다. 마음을 모아 하다 보면 몸과 마음이 안정되고 편안한 상태가 되어 감사의 에너지장이 형성되고 뇌파가 고요해지면서 그대로 숙면에 들게 된다. 계속 자신의 몸에 의식을 두고 "감사합니다."를 잠들 때까지 반복하다 보면 몸은 에너지 캡슐 속에서 좋은 상태로 바뀌고 에너지가 정화되고 몸에 좋은 평화 에너지의 충만함 속에서 꿀잠을 자게 된다.

• 불면증의 가장 큰 장애는 생각이 일어나는 현상 때문이다.

불면증을 호소하는 사람을 자세히 들여다보면 대부분 수많은 생각 속에 빠져 시간을 보내며 "밤새 기와집을 몇 채 지었다."라고 얘기하는 것을 볼 수 있다. 수면으로 들어가는 길은 의식을 놓는 것인데, 의식이 습관적으로 생각의 영역으로 들어가기 때문에 끝없은 생각이 일어나며 여러 가지 궁리를 하게 된다는 의미이다. 뇌에 대한 속성을 깨우지 못한다면 뇌를 방치시킬 수밖에 없다. 뇌는 점점 잠들지 않고 일을 하게 되어 더욱 노화를 부추기게 되는 상태가 된다.

조물주께서 생명에게 뇌를 부여하고 밤을 부여한 것은 그만큼 뇌도 휴식이 필요하고 신체의 세포들 또한 재충전의 시간이 매일 필요하기 때문이며, 밤이 되면 뇌는 휴식 모드로 전환될 때 이러한 일들을 처리하는 시간을 맞이하게 된다. 밤을 단순히 쉬는 시간으로 생각하여 밤새 잠자지 않고 놀이에 빠지는 것은 위험천만한 행위이다. 그런 행동을 몇 차례 반복하다 보면 쉽게 습관으로 이어질 수 있기 때문에 밤의 시간은 충분하게 잠을 자면서 생명을 이어가는 재충전 시간으로 맞이하여, 다음 날을 준비하여야 할 소중한 시간이다.

생각은 의식이 작용하여 뇌 속에 떠오르는 정보를 인지하고 인식되는 것이며 인식되는 정보에 따라 몸도 반응하게 된다. 자리에 누우면 생각이 저절로 떠오르게 되고, 마음은 생각에 따라 과거나 미래로 돌아다니며 수면을 방해하게 된다. 그렇기 때문에 생각이 멈추어졌을 때라야 뇌파가 떨어지게 되며, 생각이 멈추지 않는다면 뇌파는 떨어지지 않고 자동으로 떠오르는 정보에 의해 여러 가지 감정까지 일으킬 수 있다. 그렇게 뇌파는 떨어지지 않고 더욱 각성상태가 된다. 그런 상태가 지속된다면 몸과 마음은 쉬는 시간 없이 피로감을 느끼게 되고 이런 상태에서 어떤 약물을 복용한다 하더라도, 약의 효과를 기대하기가 쉽지 않을 것이며 괜한 약 탓을 할 필요가 없다. 자신의 뇌를 스스로 잘 관리하는 방법을 터득하고 스스로 뇌를 잘 사용할 줄 알게 된다면 충분히 해결될 수 있는 문제이다.

그러면 어떻게 하면 생각을 멈추게 할 수 있을까? 이것은 결코 쉬운 문제는 아니다. 감각을 잘 느낄 수 있어야 하며 또한 이 단계별 이해하는 것이 중요하다. 마음대로 의식을 이동하는 방법을 터득하여야 하는데 이것은 체험을 통해서 선행되는 것이 가장 쉬운 방법이지만 의식의 이동 방법은 '멘토'를 두고 점검받는 방법도 있고, 이론적으로라도 혼자 할 수 있는 방법이므로 노력을 기울이면 누구나 가능한 감각적인 방법이다.

수면을 방해하는 생각의 뇌를 잠재우려면 앞에서도 자주 얘기하였듯이 느낌에 집중하는 노력이 필요하다. 느낌에 집중할 때라야 생각의 뇌가 멈추게 되고 자연히 뇌파가 안정되기 때문이다. 느낌은 뇌간에서 느끼는 신경에 의한 감각이며 감각은 느낌으로 알아차리는 것이다. 느끼는 것은 신경의 작용이며 자율적으로 움직이는 자율신경에 의한 것이다. 의식은 정보에 의해서 움직인다. 이렇게 자율적인 생명현상에 의식을 집중시키고 느낌에 머무르게 하면 생각은 멈추게 되고 생각이 멈추어지면 자연스럽게 의식은 수면 아래로 빠져들게 된다.

예를 들어 의식을 블랙홀로 이동시키는 방법을 선택하고 실행하는 것을 상상해 보자. 우주에 블랙홀이 있듯이 우리 뇌 안에서도 블랙홀을 찾을 수 있다. 생각이 멈추어지지 않는다면 의식을 블랙홀로 들여보내는 방법을 사용하기 바란다. 어떻게 하면 블랙홀로 의식을 보낼 수 있는지 그 방법을 선택하고 스스로 노력해 보면 된다. 뇌 속 중앙에 시커먼 블랙홀이 있다고 상상하면서 그곳으로 의식을 이동시키는 것이다.

잠을 자려고 자리에 누워 눈을 감는 순간 의식은 블랙홀로 사라져 버려 곧바로 수면에 들어간다. 그러나 그 길을 잃어버리고 의식이 생각의 영역으로 들어가게 되면 끝없는 생각이 떠오르며 낮 동안의 일을 이어 하거나 새로운 아이디어를 창조해 내기도 한다. 그러는 순간 피로는 누적되고, 수면과의 거리는 점점 멀어지게 된다. 의식이 전두엽으로 이동되지 않도록 바로 놓아버리면 생명이 알아서 송과체를 찾아가 깊은 꿀잠을 자게 된다. 다음 장에서 더 구체적인 방법을 따라 해 보자.

• 의식을 송과체로 보내라

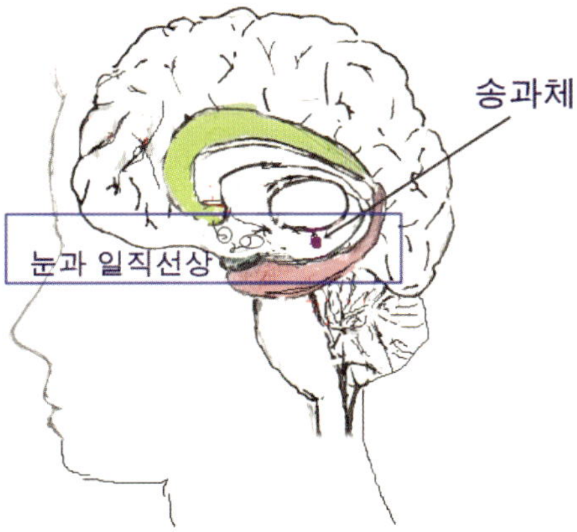

하품을 충분히 하면 그로 인해 눈에 고이는 눈물이 눈의 윤활유가 되어 눈동자가 잘 돌아가게 된다는 것을 앞장에서 설명하였다. 이제부터 본격적으로 숙면에 들어가는 연습에 돌입해 보도록 하자. 편안하게 자리에 누워 눈을 감는다. 그리고 수면에 들 때는 눈동자가 앞을 보고 있지 않는다는 것을 알면 이해하는데 도움이 될 것이다.

먼저 **온몸에 힘을 뺀다**. 특히 어깨와 머리, 목, 등에 힘을 완전히 빼어 어깨와 등이 바닥에 닿도록 한다. 눈동자에 의식을 모아 위쪽으로 돌려 뒤를 향하게 하는데, 이때 눈동자를 정확하게 하려 하면 오히려 각성상태가 될 수 있으니, 위쪽으로 돌리는 순간 의식을 완전히 놓아 순간적으로 의식이 희미해지는 상태가 되어야 한다. 몸과 의식이 분리되면서 의식은 블랙홀 속으로 사라지고 몸의 땅속으로 내려가듯이 이완되어 무게감을 놔버리면 모든 것을 인식할 수 없는 잠을 맞이하게 된다.

정확하게 잘해야 한다는 마음으로 꼼꼼하게 하려고 하면 의식이 흐트러지지 않고 각성되며 뇌파가 잘 떨어지지 않을 수 있으니, 이동을 의도하는 순간 바로 의식을 완전히 놓아 흩어지도록 하여야 한다. 그 순간 잠이 쏟아져 바로 잠이 든 것처럼 순간적으로 **의식을 놓으며** 눈동자를 위로 돌리는 순간 몸이 알아서 수면으로 빠지게 한다. 바로 순식간에 송과체로 보내게 되어 깊은 숙면으로 들게 된다. 자신의 자연현상을 믿고 시도하다 보면 자동으로 몸이 알아서 저절로 이루어진다.

송과체의 크기는 작지만, 눈과의 거리가 가까이 있어 감각으로 보내더라도 눈과 일직선상에 있기 때문에 이동이 쉬운 거리이다. 눈동자를 돌리는 순간 의식을 놓는 것이 중요하다. 그다음 단계는 몸의 시스템이 알아서 진행하기 때문에 자신의 의식을 이동하려는 정성보다는 몸을 믿고 의식을 놓아버리는 순간의 릴리스가 더 중요하다. 과녁에 적중시키겠다는 마음을 먹게 되면 나도 모르게 긴장 모드가 작동하게 된다. 각성이 일어나지 않도록 잘하려는 정확성보다 몸을 믿고 1~2초 사이에 의식을 100% 확 놓아버리는 그 순간 바로 블랙홀 속으로 빠지게 된다.

이때 1%라도 긴장하는 마음이 남아 있다면 감각이 살아있어 수면으로 떨어지지 않을 수 있으니 확인하려고 하지 마라. 수면은 확인이 안 되는 것이 수면 상태이다. 눈을 돌리는 순간 바로 의식을 놓으면 송과체 쪽으로 자동적으로 이동되어 잘 자게 된다. 잠든 순간은 의식이 사라진 상태라서 인식되지 않기 때문에 잘 모른다. 눈을 뜨고 보면 잘 자고난 다음 날의 아침을 맞이하게 되어 기쁜 하루를 시작할 수 있게 된다.

생각대로 쉽지 않을 수도 있지만 의외로 쉽게 되기도 한다. 힘들면 조금 쉬었다 다시 시도하기를 반복하라. 의식을 놓아버리면 자동적으로 수면으로 들어가기 때문에 반복해서 하다 보면 어느 순간 바로 숙면에 들게 되는데 그 순간은 본인도 모르게 이루어진다. 이런 과정은 아무리 오랫동안 많이 한다고 하여도 절대로 몸에 무리가지 않는다. 이렇게 간단한 방법은 몸에 집중하는 형식이기 때문에 오히려 뇌의 생각 발생으로 에너지가 소모되지 않아서 몸이 좋아지며 약물에 의존하는 것보다 몇 배 좋은 방법이 된다.

기존의 습관을 넘어서려면 더 많은 연습이 필요하다. 기존의 세포보다 더 많은 새로운 세포(시냅스)를 만들어야 기존 습관에서 벗어날 수 있다. 기존 습관의 힘이 센데 새롭게 한 번 시도하고 안 된다고 생각하면 변화시키기 어려울 것이다. 새로운 습관을 길들이려면 지속적으로 꾸준히 시도하여 새로운 세포를 형성시켜 새로운 길이 만들어진 다음부터는 쉽게 이루어질 것이다.

반복해서 이야기하지만, 최대한 졸음이 쏟아진다는 느낌으로 방향을 흐리게 감으로 잡고 시도하기 바란다. 평소에 무의식적으로 되고 있는 것처럼 자연스럽게 이루어지듯이 형식적인 느낌만 갖고 시도하면 된다. 처음은 생소할 수도 있다. 그러나 순수한 마음으로 단순하게 하다 보면 잘될 것이다. 잘되지 않아도 계속 반복하게 되면, 생각의 생각의 꼬리를 물지 않고 어느 순간 잠에 빠져들게 된다. 많은 생각은 뇌를 망가지게 하는 나쁜 습관이다. 그래서 밤새 잠을 못 잤다 하더라도 이 방법을 시도한 시간만큼은 생각을 멈추게 하는 아주 좋은 방법이다.

이런 과정 없이 잠이 안 온다는 고민만 하게 된다면 잡생각으로 생각 뇌를 계속 쓰게 되어 고통만 심화된다. 이 방법은 밤새워 기와집을 짓는 것보다 건강적인 측면에서만 보더라도 수면을 촉진하고 좋은 습관을 들이는 건강 실행법이 될 수 있다. 건강한 수면을 위해 잡생각을 멈추게 하는 좋은 습관 확립법이니 자주 시도하여 불면의 고통에서 부디 벗어나기를 바란다. 스스로 잠의 통제력을 배양하는 방법으로 자주 실천하여도, 몸에 무리가 오지 않기 때문에 한 시간이고 두 시간이고 잠에 빠질 때까지 습관이 확립되도록 반복하기 바란다. 또한 수면제가 불면증을 해결하는 방법이 아니라는 것을 알고 있는 사람들이 올바른 해결책을 찾아 이 방법을 많이 시도하여 오히려 몸이 좋아진다는 '자연요법 불면증 치유 프로그램'임을 알게 되어 불면의 고통이었던 불면증이 '**잠꾸러기가 되는 사람들**'로 변화되어 세상에 많이 알려지기를 바란다.

순수한 사람일수록 뇌파가 안정되어 수면으로 유도가 쉽게 이루어진다는 것은 뇌는 단순한 것을 좋아하는 특성이 있어서이다. 이 방법은 자신의 몸을 스스로 조율하는 고단위의 수면 유도법이다. 잠들지 못할 때마다 버릇처럼 지속해 실행하다 보면 생각하는 습관이 사라지게 되고, 어느 순간부터 밤이 되면 잠이 저절로 들게 되는 순간이 오게 될 것이다. 이 방법으로 잠을 자게 된다면 3시간만 잔다고 하더라도 별로 피곤하지 않다는 것을 알게 된다. 이런 방법을 터득하고 습관이 되면 그렇게 잡생각이 떠올라 잠을 방해하던 오만가지 생각들이 사라지고 평온한 밤을 맞이하게 될 것이다.

생소한 생각이 들더라도 자주 반복하다 보면 방법을 터득하고 부재의 고통이 사라지고 저절로 이루어지는 좋은 효과를 볼 수 있게 된다. 모든 것을 다 놓아버린다는 마음으로 하는 것이 중요하다. 생각으로 하는 것이 아니다. 마음(에너지)이 놓아져야 한다. 몸을 믿고 블랙홀 속으로 사라지면 된다. 인식할 수 없는 세계로 마음이 사라지는 것이다. 그 순간은 어떤 것도 인식하거나 떠올리면 안 된다. 완전히 사라져 버리면 된다. 마치 시체 놀이처럼…. 돈 한 푼 들이지 않고 몸이 좋아지는 방법으로 불면증으로부터 탈출할 수 있게 된다면 천만다행한 일이 될 것이니, 감각에 익숙하지 않은 사람이라도 꼼꼼하게 하려고 하지 말고 잠에 취해서 하는 것처럼 의식을 놓으며 시도하다 보면 잘 된다.

마치 잠이 쏟아져 바로 잠이 든 것처럼 아주 간단한 방법이니 누구나 할 수 있는 좋은 방법이 되어 불면증으로 고통받는 사람들이 많이 활용하길 바란다. **가장 좋은 방법은 밤이 되어 잠이 온다는 느낌이 올 때는 시간을 가리지 말고 하던 일을 멈추고, 곧바로 잠자리에 드는 것이 최상의 불면을 예방하는 방법임을 알기 바란다**. 가장 좋은 불면증 치유법이기도 하다. 꼭 일을 끝내고 자려는 마음을 접는 것도 중요하다. 시간을 가리지 말고 일보다 수면이 중요하다는 생각이 있다면 졸음이 오면 바로바로 자리에 누워 그 때를 놓치지 말고 잠자리에 들기 바란다. 나이 들면 수면 패턴이 바뀌면서 수면 시간을 놓칠 수 있다. 불면으로 힘든 시간을 보내는 사람이라면, 꼭 졸림을 방관하지 말고 바로 잠자리에 드는 것이 최고의 불면 예방법임을 명심하기를 바란다.

• **수면에 관여하는 송과체**

수면에 중요한 역할을 하는 송과체에 대해서 다시 한번 익혀보고 다음 단계로 넘어가 보자. 송과체는 육체와 정신이 만나는 곳으로 본성이라 할 만큼 인간의 초자연적인 상징이며 생체시계라 할 수 있다. 그동안 일반인에게 많이 알려지지 않았던 송과체는 생명을 영위하는데 매우 중요한 역할을 하고 있다. 뇌의 깊숙한 시상 하부에서 중요한 일을 처리하게 하는 조물주의 큰 사랑이 숨겨져 있는 곳으로서 눈의 뒤쪽 중앙에 있기 때문에 아주 작고 펴지지 않는 솔방울 모양을 닮았다 하여 솔방울샘으로 불리기도 한다. 크기는 작지만, 우리 인체에는 없어서는 안 될 중요한 것으로 수면뿐만 아니라 신진대사와 몸의 항상성 유지 및 생체리듬 등 다양하고 중요한 기능들을 하고 있다.

육체와 정신이 만나는 곳이라는 것도 중요하지만 더 나아가 의식적인 것과 감각 작용에도 지대한 역할을 하고 있어, 대자연과 교감하는 선각자들도 명상의 영역으로 이용하고 있다. 지금까지 학계에 알려진 것으로 눈에 근접되어 있는 이유는 수면과 관련성이 있는 것으로 추정하며, 특히 더욱 경이로운 것은 뇌의 가장 안쪽에 위치하고 있으면서도 외부의 빛을 감지하고 반응하여 밤낮의 명암 길이와 일조시간 등을 감별하고 생체리듬을 조율한다는 것이다. 또한 하루 24시간을 1주기로 처리하는 작용까지 하는 것으로 알려져 있다.

평생을 좌선하며 자세를 바로잡고 호흡을 고르며 목숨 걸고 깨닫기를 염원하는 수행자들도 이 송과체를 깨우지 못하여 하산하는 사람들이 많다. 이렇게 송과체의 역할은 여러 측면으로 활성화되는 것은 자연과 교류되는 통로이기도 하지만 신체적인 부분에 영향을 미치는 것으로, 수면과 생체리듬을 조절하면서 멜라토닌을 분비하는데 어둠이 가장 짙은 새벽 2시에서 4시 사이에 가장 절정으로 분비되기 때문에 모든 사람은 매일 이 시간 이전에 잠자리에 드는 것을 권장한다.

이렇게 송과체가 우주와 통하는 통로 역할을 하면서 자연 의식을 주관하는 것으로 알려진 송과체를 관장하는 신경이 살아 있는 사람은 세상을 통찰하는 직관력과 초능력이 있기 때문에, 감지력이 뛰어날 경우 초의식이 살아날 수 있고 이러한 감각이 각성되어 초능력자로 세상에 알려지는 사람을 종종 보게 된다. 이들은 국한되어 있는 몸에서 벗어나 외부적인 정보와 몸 안에서 일어나는 에너지의 변화 등을 느끼거나 에너지 흐름을 타고 생체리듬을 조율하는 등의 육감을 넘어 초능력적 감각으로 미래를 예지하거나 예측할 수도 있게 된다.

이처럼 송과체는 감지 능력이 있어 제3의 눈이라고 알려졌는데 이것은 눈을 감고 시력 활동을 멈춘 상태에서, 빛을 감지하는 원시적인 기능을 발휘하기 때문이다. 이렇게 원시적인 기능들은 주변에 분포되어있는 감각 신경에 의해 감지하며, 송과체의 각성은 수면의 질을 좋게 하여 장수하는데 도움을 주는 멜라토닌은 노화를 방지하며 인간이 늙지 않게 하는 이완 호르몬으로 알려져 있다.

인간도 하나의 초자연적인 생명이며 중요한 것은 송과체의 주요한 역할이 인간의 의지를 주관하고 있고, 고차원적인 의미로 영혼에 미치는 영향을 주기 때문이라 할 수 있다. 그러나 갈수록 현대를 살아가고 있는 많은 사람에게 이러한 기능이 상실되어 가거나 무기능화 되어가고 있다는 것이 안타까운 일이다. 원인은 척추의 가장 윗부분에 위치한 '환추'라고도 하는 상경추가 왜곡(어긋나)되어 있기 때문으로 보고 있으며, 상경추가 왜곡되는 경우에는 뇌에서 척수를 타고 몸 구석구석까지 신경전달물질이 전달되어야 하는데, 이러한 과정이 원활하게 이루어지지 못함으로 인하여 자연치유력도 기능이 점차 저하되어 가고 있다. 이러한 문제들은 젊은이들에게 조기 질환들이 생기는 이유가 되기도 하며, 현대인들은 자세를 바르게 하지 않는 상태에서 장시간을 보내는 경우가 많아 더욱 숨뇌(연수)의 통로가 막혀가고 있다.

과거에 비해 젊은이들이 병원을 찾는 사례가 많아지는 것만 보더라도 이렇게 어긋나가는 자연치유력을 그냥 간과해서는 안 될 것이다. 관심을 갖고 보면 이렇게 상경추의 어긋남이 만병의 근원이 된다는 것을 알 수 있지만 보편적으로 생소하게 생각할 수 있다. 그동안은 잘 나타나지 않는 부분이라 관심도 없었다. 그래서 뇌와 척수를 연결하고 있는 뇌간은 수많은 신경 뿌리가 감싸고 있기 때문에 언제나 바른 자세가 중요하다. 바른 자세가 바른 생각과 바른 행동으로 이루어질 수 있다는 것을 알고 호흡량을 고르게 하며 이렇게 건강을 지키는 기본적인 것이 바르게 되었을 때라야 자연치유력도 향상되고 지킬 수 있다.

송과체가 더 중요한 것은 신체의 항상성 기능으로 육체에 귀속되는 성적 충동을 억제하는 능력을 생기게 하여 자제력을 갖게 한다. 이러한 송과체의 능력을 개발하지 않고 방치하게 되면 성인이 되었을 때쯤에는 송과체의 기능이 퇴화되거나 모습이 석회화 형식으로 축소되어 흔적만 남을 수 있다. 그러나 전반적인 기능이 마비되는 것은 아니며 부분적인 기능으로 생체시계의 역할을 하면서 두뇌 스크린에 비추어지는 것들을 해석하는 인지적 기능에도 도움을 주기도 한다.

송과체 기능은 다양하며 중요성을 알게 된다면, 우리에게 주어진 축복의 가치를 알고 뇌의 소중함과 밤이 주어지는 귀한 시간들을 함부로 쓰지 않고 충분히 자는 시간으로 만들어 가야 한다. 이렇게 신체의 신비함에 다시 한번 감탄하게 된다. 몇백 년에 걸쳐 참선의 깨달음을 얻은 사람들은 그 과정이 송과체를 깨워 깨달음을 얻기도 하고, 신체적인 감각을 깨워 알아차림을 통하여 깨우치기도 하며 차크라의 성장과 각성으로 깨달음을 얻는 등 인간의 본질을 알고 인류를 위해 모두가 하나라는 메시지를 전하는 분들도 계신다. 그 모든 것은 뇌의 비밀 속에 들어있는 송과체를 활성화시켜 우주 의식으로 진화하여 본성을 깨우기 때문이다.

◇ 어린 아기 잠재우기

갓난아이가 잠을 자지 않고 보챈다면 졸린 부모의 마음은 애잔하기만 하다. 잠을 자다가 자주 깨는 아이가 있는가 하면 밤과 낮이 뒤바뀌어 밤새 울어대어 한순을 못 자고 출근하는 날은 하품으로 일관하며 보내는 부모도 있다. 어떻게 하면 아이의 잠을 잘 재울 수 있을까? 이런 문제는 아이를 양육하는 부모의 마음은 다 같을 것이다.

아기들의 잠투정은 성인들의 불면증과 양상이 다르다. 성인의 불면증은 생각이 많아서 그에 따른 여러 가지 이유가 발생되며 여러 감정까지 이어지게 되기도 하지만 아이들의 뇌 속에는 아무런 학습정보가 없기 때문에 아이들이 우는 것은 본능적인 반응으로 보면 된다.

그래서 어떻게 보면 아이들 잠재우기는 어른의 불면증 다루는 것보다 더 쉬운 문제이다. 간단하게 설명하자면 오감을 만족시키면 된다. 성장 속도가 빠르기 때문에 그만큼 에너지 보충을 자주 하여야 하므로 젖 먹는 빈도가 높다. 그래서 성인보다 자주 배가 고프게 되고 소통 방법이 없으니, 울음으로 본인의 의사를 대변한다. 이럴 때 오감을 확인해 들어가 아이의 울음의 의미를 알아야 한다.

소통 방법은 생명으로서 생존을 위한 감각이 발달한 시기이기에 오감에 민감하다. 즉 기저귀를 뽀송뽀송하게 자주 갈아주어 피부를 편안하게 해주고, 성인보다 더 자주 배를 채워 공복감 때문에 울지 않도록 알아서 도와주면 잘 먹고 잘 잔다. 또한 자주 스킨십으로 안도감을 주기도 하고, 의미 없는 소리라도 중얼거리며 함께 있음을 알려주어야 한다. 자주 살펴보고 다독여 주고, 보호자가 옆에 있음을 오감으로 알리고 오감으로 소통하면 된다.

아이들의 에너지 파장은 평화이기 때문에 평화로운 음악을 들려주고 자연의 향이 강하지 않도록 바람에 스치면 코끝에 와 닿듯이 부드럽고 약하게 하는 것도 괜찮다. 아이를 안을 때는 심장의 박동소리가 들리도록 편안하게 10초 이상 안아주면 좋다.

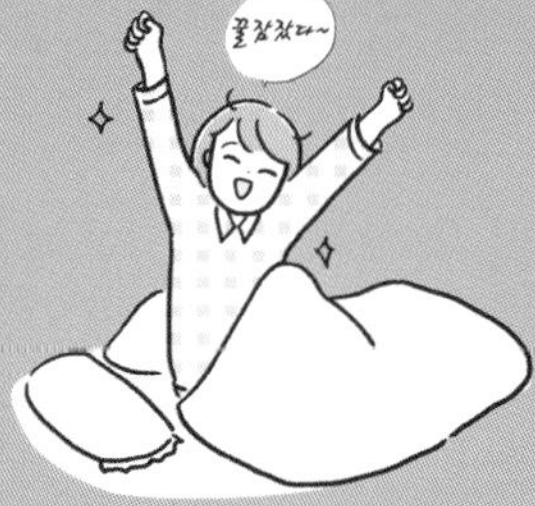

06

불면증을 극복하고 내 삶의 주인 되기

- 성장과정이 중요한 이유
- 밝은 의식으로 전환
- 인간의 본성은 무엇일까?
- 내 삶의 로드맵 / 용서와 화해
- 놓아버리기
- 수면유도의 꿀팁들
- 수면에 도움 되는 차
- 수면을 돕는 맨발 걷기 체험담
- 내 삶의 우선순위

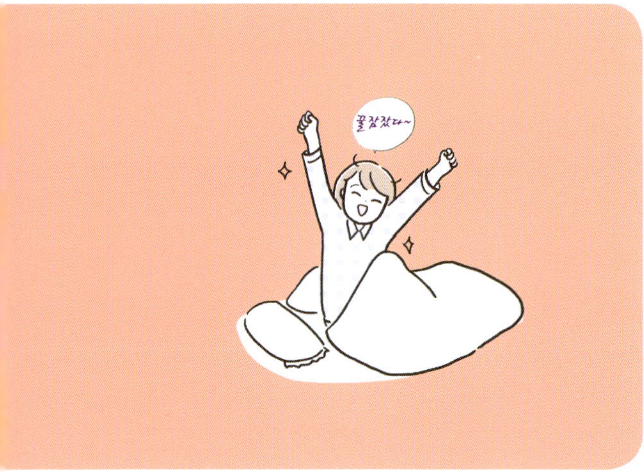
꿀잠잤다~

6장 불면증을 극복하고 내 삶의 주인 되기

성장 과정이 중요한 이유

모든 사람들의 성장 과정이 똑같지 않다. 한 가정 안에서 한 부모 슬하에서 자란다고 하여도 각자가 받아들이는 뇌 형성에 따라 다르게 인식하게 된다. 어렸을 때 형성되는 것들은 본인도 모르기 때문에 성인이 되어도 문제의 기인이 어느 시기에 자리를 잡게 되었는지 인식이 안 될 때가 많다. 아주 어릴 때 형성된 것일수록 골은 깊어지고 그 문제를 찾기도 쉽지 않다.

그래서 한 아이를 바르게 성장시키기 위해서는 부모의 역할이 매우 중요하다. 아이를 방치하거나 학대하거나 잦은 꾸짖음은 아이의 인격체를 제어하기 때문에, 항상 칭찬 모드를 돌리는 습관으로 아이의 기를 살리고 스스로 할 수 있는 용기를 북돋아 주는 것으로 바람직하다. 때에 따라서는 분명하게 잘못 한 일이나 행동, 언행 등이 나타나면 바르게 자랄 수 있도록 혼내는 시간도 필요하지만 꾸짖은 뒤에는 항상 사랑으로 안아주어 사랑의 매임을 확인시켜 안도감을 주어야 한다.

아이의 뇌 속에 부모의 잘못으로 두려움이나 공포심 또는 열등의식 등이 자리를 잡게 된다면, 성인이 되었을 때 비슷한 상황이 재연되면 어릴 때 만들어진 시냅스의 영향을 받게 되어 할 수 있는 일도 못하게 되어 자신감을 잃게 되고, 자신이 스스로 느끼는 뿌듯함보다 타인의 눈치를 보며 인정받기 위해 노력하거나 에너지를 쏟게 된다. 그래서 어떤 문제로부터 회피하는 등의 당당하지 못한 성향을 보이며, 본연의 꿈을 이루는데 쏟아야 할 에너지를 괜한 것에 집중하여 스트레스 상황을 유발하게 되어 항상 힘들어하고 불평불만을 갖게 된다.

이렇게 어릴 때 뇌가 왜곡되면 성인이 되어도 자기비판을 자주 하게 되고, 자신이 못난 존재라고 스스로 판단하기 때문에 밝고 당당한 사람으로 살아가기가 쉽지 않다. 알아차림이 늦은 경우에는 많은 자기성찰을 통해 자신의 힘을 키우고 좋은 습관을 만들어 스스로를 사랑하고 자신을 믿는 당당한 상태의 회복이 필요하다.

그러기 위해서는 몸의 힘도 필요하고 마음의 힘도 필요하다. 몸과 마음은 하나로 연결되어 있기 때문에 몸의 근육과 동시에 마음의 근육도 키워야 한다. 그것은 운동일 수도 있고 음악일 수도 있고 춤일 수도 있다. 특히 많은 독서를 통해 보는 시야를 넓혀나가게 되면 능동적인 성향으로 성장할 수 있기 때문에 도움이 되며, 또한 아이가 할 수 있고 좋아하는 것을 할 수 있도록 하여 스스로를 인정하고 존재 자체가 고귀하다는 것을 알아가도록 기회를 만들어 주는 것이 필요하다.

이렇게 잘 자라게 되면 성장 후에도 성격이 예민해지지 않고 자신을 믿고 당당하게 성장하고 발전할 수 있게 되며, 뇌를 잘 활용할 수 있는 사람이 될 수 있다. 불면증은 비교적 남의 눈치를 보며 자란 경우에 교감신경이 활성화되어 뇌파가 잘 떨어지지 않고 항상 긴장 모드로 생활하기 때문에 성인이 되었을 때도 불면증으로 이어질 수 있어서, 또 다른 고통의 시간을 보내게 될 수 있기 때문에 성장과정이 중요한 이유가 된다. 어릴 때는 잘 모르지만 한번 생겨난 성향은 지속적으로 이어지고 나중에 더 큰 작용으로 나타날 수 있어, 성장과정에서는 부모의 관심과 사랑이 필요한 시기를 잘 넘겨야 한다.

뇌 활용의 습관이 부정적으로 생각하는 성향이 되지 않도록 조기부터 생각의 방향을 잡아주는 것이 중요하며, 매사에 감사하는 습관을 들이는 것이 긍정 뇌로 발전할 수 있는 방법이기도 하다. 사람은 다 불안정하기 때문에 남의 눈치 보는 것보다 당당한 모습으로 스스로를 더 사랑하는 마음을 길러준다면, 성인이 되어서도 좋은 성품을 갖고 조화롭고 이타적인 사람으로 잘 성장할 것이다. 공부하고 학습하는 것도 뇌 상태가 완만했을 때 암기력도 상승하는 것으로 이미 학계에서도 밝혀지고 있다.

성장하는 과정에서 아이들도 많은 스트레스를 받는 것으로 나타나고 있다. 자연환경에서 동심을 보내지 못하고 각자 스마트폰을 갖고 성장하다 보니 이해심도 부족하게 되고 과잉보호로 인하여 이타심이 부족하게 되고, 잘 먹고 부족함이 없이 풍요로운 환경 속에서 성장하다 보니 감사하는 마음도 낮아지고 있다. 자라나는 아이들은 기성인보다 더 자아성찰이 필요한 시기가 되었으며, 또래들과 잘 어울리며 문제를 함께 해결하는 공동체 생활이 절대적으로 필요하기도 하다.

갈수록 우리나라의 출생 수는 절벽으로 치닫고 있고, 어린이집도 하나둘씩 문을 닫아가는 현상이 두드러지고 있다. 딸 아들 구별하지 말고 둘만 낳아 잘 기르자던 시대를 이해할 수 없을 정도로 결혼도 기피하고 있지만 임산부도 보기 드문 시대가 되었다. 아이들이 희망인 세상, 젊은이들의 관심이 가상의 세계로 쏠리고 있다. 인간관계보다는 게임의 세계에서 뇌가 성장하게 되어 앞으로 펼쳐질 세상도 미지이다. 이런 환경에서 자란 아이들의 뇌가 좋은 기억과 좋은 추억을 많이 가질 수 있도록 환경전환을 위한 어른들의 이해와 관심이 필요하다.

어린이날이 없어져야 한다는 말이 나올 정도로 아이에 대한 젊은 부모들의 사랑이 넘쳐나고 있지만, 진정 삶의 목적과 공통체 의식이 결여되는 이기적인 아이로 성장시킬 수 있는 경향이 있기 때문에, 과잉적인 염려보다는 아이를 믿고 스스로 할 수 있고 선택하며 그것을 이루어가는 체험학습을 존중하며 더불어 살아가는 배려심도 알게 하여, 스스로의 존중과 함께하는 넓고 큰 의식으로 성장시켜 나가는 것이 진정한 뇌의 주인공이 되는 길이다. 이렇게 성장과정이 좋은 환경이 된다면, 성인이 되어서 큰일을 당하더라도 스트레스 상황에서 쉽게 벗어날 수 있으며 불면증으로 이어지는 것을 방지할 수 있을 것이다.

밝은 의식으로 전환

• 의 식

인간이 동물과 다른 것은 의식작용이 활발하게 이루어진다는 것이다. 인간의 의식은 몸과 분리될 수 있으며 의식이 몸속에 머무르기도 하지만, 때에 따라서는 몸을 떠나 아주 먼 이국 내지는 가상 공간 속으로 순간이동을 할 수도 있으며, 이동속도가 너무나 빨라 천이통, 천안통 내지는 축지법 등으로 활용될 수 있다는 말이 나오기도 한다. 어디든 시공간을 초월하여 순간이동이 가능한 의식은 몸의 감각신경으로 느끼며 주파수를 타고 이동하며, 예민한 사람은 감각이 뛰어나 주파수를 느낄 수도 있다. 이는 잡념이 완전히 사라진 초고도의 집중력에 의해서 이루어지며 감지하고 인식하는 것은 무의식 신경 작용으로 알아차리게 되며, 또한 그 정보는 신경전달물질을 통해 대뇌피질에 전달되어 몸에 반응하기도 한다.

이렇게 우리 몸의 감각은 무의식 신경들이 작용하여 수용체 역할을 하게 되는데 의식을 이동하는 것은 주관자가 의도하는 대로 주파수를 통해 이동하며, 인식되는 것은 보이지 않는 에너지를 인식하는 것인데 100% 집중했을 때라야 인식됨을 알아차리게 된다.

무의식적인 질환은 약물로 치료하기 쉽지 않다. 약물에 의하여 오히려 더 무력화될 수도 있으며 이런 경우는 기계나 약을 사용하는 것보다 자연요법으로 무의식 신경의 문제를 찾아내어 수기를 통하여 풀어나가면 특정 부위의 수축되어 있는 신경이 제자리로 돌아가면서 스스로 회복됨을 알 수 있게 된다. 이렇게 간단한 자연요법이 통증 유발의 원인을 찾고 문제를 해결하는 데 개선 효과가 있으며 통증을 완화하는 데 오히려 많은 도움이 될 수 있다.

우리 몸에는 의식 신경이 있고 무의식 신경이 있는데, 의식 신경은 뇌신경이 주를 이루며 무의식 신경은 자율신경이 주를 이루고 있다. 또한 자율신경은 몸과 마음을 연결하는데 중대한 역할을 하는 것으로 밝혀지고 있다. 중요한 것은 대부분이 무의식 신경으로 분포되어 있다는 것이다. 스스로 몸을 관리하고 조율하려면 무의식 신경으로 알려져 있는 자율신경의 반응과 역할들에 대해 자세하게 알게 되면 수면을 유도하는데 많은 도움이 될 것이다. 호흡이 저절로 되듯이 무의식 신경은 우리 몸의 자연치유력을 향상하고 보호하며 생명을 유지하는데 막대한 영향을 주고 있다.

잘 먹고 잘 자는 것이 중요한 부분이긴 하지만, 앞에 설명한 것과 같이 우리 몸은 이처럼 보이지 않는 신경들의 움직이는 시스템에 의해 순환이 이루어지고 있으니, 몸의 부자연스러운 현상이 드러나는 것은 마음의 영향이 관여되었거나 신체의 퇴화현상 등으로 인한 세포 변질이 원인이 될 수 있다. 신체에 분포되어 있는 신경들도 다치거나 과도하게 사용하게 되면 세포막들이 제 기능을 수월하게 행할 수 없는 상태가 되는 경우도 있기 때문에, 지나친 마음의 쓰임이

나 과도한 육체적인 노동이 되지 않도록 마음과 시간적인 여유를 갖는 것이 필요하다.

수면은 상시 잘 취하는 것이 보약이 되기도 하지만 반면에 수면 시간이 부족하게 된다면 만병의 원인이 되는 양면성을 가지고 있다. 그만큼 수면이 우리 몸속 자연치유력 향상에 막대한 영향을 미치고 있으며, 주어지는 수면시간에 몸속의 모든 세포들은 생명 유지를 위하여 재생 시간을 가질 수 있을 뿐만 아니라 몸의 대사 작용도 순탄하게 이루어지도록 하고 있기 때문이다.

이처럼 몸과 마음은 유기적으로 움직이며 서로 보호하고 공조현상을 이루어 가기 때문에 어느 한쪽이 부족하거나 지나치게 쓰이게 되면 약한 부분이 드러나기도 하고, 과하게 사용하게 되는 경우에는 통증을 유발하기도 하지만 우리 몸은 자연치유력에 의해 항상성이 유지되고, 본인의 의식 수준에 따라 병인이 생기기도 하고 치유가 되기도 하므로 평소 의식 수준이 건강관리에 영향을 주고 있다는 것을 알고 대비하는 것이 중요하다. 또한 건강한 삶을 영위하기 위해서는 높은 차원의 의식상태 즉, 밝은 의식으로 전환되기 위해서는 인위적인 노력도 필요하다.

모든 사람들에는 각자의 의식 수준이 있다. 데이비드 홉킨스 박사는 40여 년 동안 병원을 찾는 환자들을 대상으로 여러 방법을 동원하여 데이터를 수집하고 모은 자료들을 토대로 '의식혁명'이라는 책을 발간하였다. 이는 장기간 이상 증상을 호소하는 사람들을 치료하면서 정신과 관련하여 의식 수준에 대한 데이터를 만들어 사람들의 의식 수준을 분류시켰는데, 이를 표본으로 현대의 수행자들은 의식레벨 지표를 거울삼아 의식을 올리는데 네비게이션처럼 생각하고, 본인들의 활동을 체크하며 성장을 도모하는데 많이 활용하고 있으며 높은 차원의 의식을 목표로 수행 정진하고 있다.

그럼, 데이비드 홉킨스 박사는 의식을 어떻게 분류하였는지 의식레벨 지표를 보면서 자신의 현재 상태를 비추어 보는 것도 본인의 상태를 파악하는데 도움이 될 것이다. 사람 의식의 지표는 빛의 밝기(Lux)를 수치로 하여 20 Lux부터 시작하여 1000 Lux까지 각 단계별로 의식과 감정 및 행동 등을 도표로 이해하기 쉽게 분류하였다.

◇ 현재 나의 의식은 어디에 머무르느냐?

의식지표를 보면 각 단계의 의식 수준이 있는데 본인이 되고 싶다거나 좋아한다고 해서 의식의 단계가 높아지는 것은 아니다. 일상생활 속에서 평소 습관대로 살아가면서 한 단계 오르기가 결코 쉽지 않다. 생활 속에 많은 감정을 체험하며 평소에 본인의 의식이 머무르는 단계가 있다. 그런 상태에서 한 단계를 점프하고 싶은 마음을 먹는다고 해서 그냥 올라가는 것이 아니다. 이것은 평소에 주로 사용하는 언어와 행동이기 때문에 무의식적인 습관이 반영된 것이며 이것은 곧 무의식이 바뀌어야 습관이 바뀐다는 의미이다. 무의식적으로 나오는 행동들이 하루아침에 바뀔 수 있는 문제가 아니라는 것을 알 수 있다.

성철 큰 스님께서도 의식 수준을 한 단계 높이려면 새로운 방법을 3천 번 이상을 반복 시도해야 바뀔 것이라고 하였듯이 한번 생겨난 뇌의 시냅스는 그만큼 바꾸기가 쉽지 않다는 의미이다. 정말 바꾸고 싶다는 간절한 마음이 선행되어야 하고, 피나는 노력으로 새로운 행동을 거듭하여 반복하게 되면 장기저장으로 바뀌면서 무의식적으로 나오는 상태가 되었을 때 조금씩 밝은 의식으로 전환되어 성장하게 된다. 진정한 자신의 성장과 완성을 위해 꾸준한 노력으로 에너지 정화와 선행을 밥 먹듯이 행하며 오매불망한다면, 점진적으로 높은 수준의 밝은 의식까지 올라갈 수 있을 것이다.

또한 무의식 상태가 바뀌려면 생사를 초월할 만큼의 큰일을 겪고 뇌의 회로가 순간적으로 바뀌는 경우도 가능할 수 있다. 모든 것은 과거의 정보가 우선시되기 때문에 과거의 정보를 변화시키기가 쉽지 않은 것이다. 관념의 틀을 깨기가 쉽지 않지만, 크게 놀랄 일을 겪으면 "자라 보고 놀란 가슴 솥뚜껑 보고 놀란다."라는 말의 기인이 이런 경우에 빗대어 나온 말이다. 바뀌는 것은 기존 정보를 바꿀 수 있는 확실한 근거의 정보가 입력되었을 때 기존의 습관이 기존 방식대로 시행하는 착오를 겪으면서 서서히 바꾸어지기도 하지만, 가장 근원적인 것은 모든 정보가 들어오기 이전 상태로 회복시키는 것이다. 그런 상태가 되었을 때를 '성통'했다라고 한다.

또한 본인에게 인연이 된 깨달은 스승이 계시거나 제자로서 긴 시간 동안 수행을 통해서도 저급정보가 고급 정보로 변화되거나 게으르지 않는 꾸준한 수행 등으로, 에너지가 정화되어 밝아지는 과정을 통해서도 조금씩 성장해 나가는 것이다.

의식으로 무의식적인 행동을 바꾸려 한다면 수많은 반복을 통해 거듭나게 된다. 즉, 단기 기억을 자동 기억으로 이동시킨 것들이 신념이 되고 현재 머무르는 의식 수준이 되는 것이다. 그래서 결과적으로 보면 선행이 손해가 아니라 자신을 유익하게 하는 결과를 가져온다는 것이다. 평소 생활 속에서 형성된 습관들이 본인의 의식 레벨이 되며 간절하게 진화를 소원한다면, 꾸준함으로 실천하여 몸의 세포가 바뀌며 의식이 진화하기 때문에 의식레벨표를 지표로 삼아, 앞으로 자신의 의식 수준이 밝음으로 전환되어 세상의 빛이 되기 바란다. 순수한 의식을 회복하여 본인의 삶은 물론이며 주위를 밝히는 등대가 되어 천화의 복을 누비시기를 바란다.

의식의 밝기

POWER 긍정 에너지 ↑

의식의 밝기	의식수준	감정	행동
700~1000	깨달음	언어이전	순수의식
600	평 화	하 나	인류공헌
540	기 쁨	감 사	축 복
500	사 랑	존 경	공 존
400	이 성	이 해	통찰력
350	포 용	책임감	용 서
310	자발성	낙 관	친 절
250	중 용	신 뢰	유연함
200	용 기	긍 정	힘을 주는
175	자존심	경 멸	과 장
150	분 노	미 움	공 격
125	욕 망	갈 망	집 착
100	두려움	근 심	회 피
75	슬 픔	후 회	낙 담
50	무기력	절 망	포 기
30	죄의식	비 난	학 대
20	수치심	굴 욕	잔인함

↓ 부정 에너지 FORCE

인간의 본성은 무엇일까?

• 명상의 목적

마음 바탕이 밝으면 어두운 방 안에서도 푸른 하늘이 보이고, 마음속 생각이 어두우면 밝은 햇빛 아래에서도 악마가 나타난다(채근담).

명상의 목적은 몸의 감각을 키워 밝은 본성을 깨우고 세포와 신경을 살려 우주와 통하는 송과체를 깨우고 연수를 활성화하는 것이다. 송과체를 우주심이라고도 하며 우주와 통할 수 있는 통로로 혹은 제3의 눈으로 알려져 있으며 인간의 의식을 진화시키는데 관여하는 것으로 알려져 있고 영적인 능력이 발휘될 수 있으니, 인간으로서 가장 높은 가치의 의미가 있다.

인간의 몸속에는 뇌와 척추 그리고 꼬리뼈를 중심으로 차크라(단전)가 자리 잡고 있으며 7개 구역으로 나누어져 건강을 지키는 에너지 센터역할을 한다. 7색의 무지개색과 똑같은 차크라 색상은 모든 사람에게 존재하며 사람마다 성향이 다르기 때문에 나타나는 색상도 변색 정도의 차이가 있다. 바른 수행을 하는 사람의 경우 에너지가 맑아지는 효과로 7색 상이 뚜렷하게 나타날 수 있으며, 색상이 선명한 만큼 관련된 부위의 장기나 기관들이 모두 건강한 것으로 나타난다.

차크라는 아름다운 외부 환경에 비교할 수 없을 정도로 아름답고 밝고 선명한 빛으로 존재하며, 차크라마다 특성의 색상이 있으며 심리적으로 불안정한 상태일 때는 색상이 혼합되거나 탁하게 변색되어 어둡게 나타나기도 하며 건강 상태도 좋지 않은 것으로 나타난다. 수행한다고 모두 보이는 것은 아니다. 뇌의 에너지 상태가 맑아지고 밝아졌을 때라야 영안이 열리고 비추어지는 것이다. 많은 수행자들은 그 본성을 밝히기 위해 많은 시간을 투자하며 수행정진하고 있다.

차크라는 수행자들에게 중요한 에너지 관리를 하며 의식의 진화 정도를 나타내는 중요한 의미가 있으며, 의식이 진화하게 되면 컬러의 형태도 달라지며 밝아지기도 하고 마음 상태나 에너지 상태가 나빠질 경우에는 어두워지기도 하는 변화가 있는데, 이는 에너지 작용의 영향을 받는다는 의미이며 육안으로는 보이지 않지만 오라 촬영기를 사용하여 에너지 상태를 촬영하여 보면 각자의 개성이 담긴 보색들이 나타나기도 한다.

빛의 의미는 근본적으로 광(光)은 빛이며 명(明)은 밝음이다. 빛은 다양하다. 어두운 빛, 칙칙한 빛, 혼탁한 빛, 밝은 빛, 환한 빛 등등…. 그러나 명은 한 가지다. 얼마나 밝으냐의 차이다. 명상을 통해서 밝아져야 하고, 환해져야 한다. 왜냐하면 생명의 근원이 빛이며 환하기 때문이다. 살아가는 목적은 그 빛을 만나는 것처럼 밝고 환해져야 하는 것이다. 누워있을 때도 앉아있을 때도 걸어갈 때도 오직 하나 생명의 빛을 그리워하는 것이 본래의 마음이다. 그것이 본성이고 이것이 곧 광명이 되는 길을 걷는 것이다.

그래서 언제나 의식을 밝게 하기 위해서 좋은 생각, 바른 행동 등을 실천하여 어두워지지 않도록 하는 것이 진정 잘 사는 것이라 할 수 있다.

내 삶의 로드맵 / 용서와 화해

"사람들은 용서가 아름다운 일이라고 말한다.
정작 자신이 용서할 일을 당하기 전까지는."
— C.S. 루이스

용서란 상처를 제대로 응시할 수 있는 시간의 거리 말고도 가해자와 피해자 상호간 깊은 공감과 인격체로서의 존엄성이 전제되어야 하는 현실이 맞닥뜨려지기도 한다.

"용서가 결코 간단히 이뤄질 수 없는 일이란 걸
이제야 깨달았다."
— 질 스코트

"하지만 무엇보다도 마음은 가장 긴 구간을
견뎌내지 않으면 안 된다."
— 조지 허버트

"심각한 상처로 인한 고통 속에서 절망하거나 복수를 꿈꾸는 피해자를 어떻게 하면 도울 수 있을까?" 우리는 사랑하는 이의 아픔과 상처를 어떻게 위로해야 할지 몰라 슬프고 당혹스러웠던 때도 있다.

내면의 평화를 이루기 위해서는 마음이 요동치지 않아야 한다. 에너지를 사용하는 것은 신경이며 신경이 안정을 찾기 위해서는 몸의 균형과 마음의 중용이 필요하다. 에너지 소모가 많이 일어나는 상태는 스트레스 상태이며 뇌파가 불안정하여 불필요한 에너지 소모를 많기 때문이다. 안전한 평화는 어떠한 상황에도 무너지지 않으며 무너졌다 하더라도 곧바로 본래의 자리를 회복되는 것이다. 용서하지 못한 자신을 먼저 용서하는 것이 순서이며, 나를 용서한 후에 그다음 단계로 넘어갈 수 있다.

용서는 쉽지 않으며 억울함 또한 내가 만드는 것임을 아는 것이 화해를 위한 성찰의 힘이다. 그런데도 불구하고 용서할 수 있고 평화가 있는 상태라야 희망이 보이고 희망으로 나아갈 수 있다. 그래서 성인들은 “용서하라 그러면 행복해진다.” “왼뺨을 때리면 오른뺨을 내줘라!”라고 하였다. 용서하지 않으면 마음이 평화롭지 않기 때문이다. 용서하지 않으면 그다음 단계인 미움이 자리를 잡게 되며 미움은 강인함이 아닌 나약함의 다른 모습이기도 하다. 용서는 어렵기 때문에 가장 큰 수행이다. 손실 앞에서 대부분 용서할 수 있는 마음이 없을 것이다. 그러나 그럼에도 불구하고 용서해야만 하는 이유는 이 길만이 더 큰 길로 나아갈 수 있는 길이기 때문이다. 더 큰 방도는 없다. 억울함을 이겨내는 그 위대한 힘은 더 큰 복을 부르는 밑거름이 된다는 것을 알아야 할 것이다.

공존하는 사회에서 이타적이지 않은 한 누구나 타인에게 상처받고 상처를 주며 살아가고 있다. 각자의 위치에서 각자의 욕구를 향하여 성공적인 삶을 추구하고 성과를 내기 위해서 달려가고 있다. 때로는 넘어지기도 하고 때로는 나를 위해 기다리는 비어있는 황금자리를 발견할 때도 있다. 그렇게 와중 충돌하며 자유와 기쁨을 얻기 위해 날마다 꿈과 목표를 이루기 위한 발걸음을 재촉하는 현실을, 다양한 유불리에 의해 발생되는 사건·사고들을 맞닥뜨리며 살아가고 있다. 현실 속에서 유독 크게 느껴지는 크고 작은 상처들이 '나' 뿐 아니라는 것을 알아차리는 지혜가 필요하다.

나의 아픔만큼 마주하는 수많은 사람의 가슴의 상처도 어루만질 수 있는 여유도 진정한 능력자만이 가능하다. 그래서 더욱더 "미안해." 그리고 "용서한다."라는 마음이 도력으로 자리 잡고 있어야 한다. 우리는 수많은 관계 속에서 살아가고 있고 태어나면서부터 관계가 형성된다. 신과의 관계, 배우자와의 관계, 부모 형제와의 관계 그리고 다른 모든 사람과의 관계를 유지하며 살아왔고, 앞으로도 그 관계를 서로가 같이 지키는 것이 성공하는 삶이고 꿈을 이루는 바탕이 될 것이다.

그런데도 불구하고 용서를 구하고 화해하고 치유를 도우고 치유를 받는 것이다. 용서란 과거의 사건과 관련된 감정들은 잠재우는 것이며, 더욱 깊어지는 복수하고 싶은 본능의 단계를 거스르고 상처를 치유하는 본성으로 거듭나기 위한 것으로, 그런데도 불구하고 정도를 가기 위해 장애가 거슬리지 않도록 힘들지만 장기간의 아픔을 거슬러 용서를 선택하는 것이다. 무지를 깨우는 고차원의 선택이 용서이며, 원죄를 안고 가는 인간에게 본성이 있기 때문에 가능한 일이기도 하다.

얼마나 큰 울화가 가슴에서 울렁이면 숯검댕이처럼 까맣게 태운다는 표현을 했을까? 그런데도 불구하고 더 높은 차원으로 넘어가기 위해 용서함으로써 우리는 회복할 힘을 얻는 것이며, 용서의 타이밍이 길어질수록 상처의 흔적도 깊어지고 오래 걸릴 수 있으며 그만큼 지우기도 어려워진다. 용서하지 않고 지낸다고 그 아픔이 더 빨리 사라지는 것은 아니고 복수심만 키우게 된다. 더욱 아프기에 본능보다는 본성의 선택이 중요하고 포기하지 않는 고차원적인 삶으로 나아가기 위한 선택을 해야 한다.

용서하는데 여러 가지 조건이 붙거나 잘잘못을 따지게 된다면 진정한 용서가 되지 않는다. 싸움은 당사자의 입장에서 시작되기 때문에 서로가 자기주장을 내세우기 위해 언성을 높이는 것이다. 그 언성이 받아지지 않을 때 주먹이 나가고 폭행으로 이어지게 된다. 어느 사건이든 시발점이 있다. 그래서 그 시발점을 따지기 위해 자기주장을 내세우고 소리 높여 내 잘못이 아님을 외치게 된다.

문제는 시발점이 어디냐는 것이다. 시발점은 보이는 것이 전부가 아니라 이미 보이지 않는 것에서부터 시작된다는 것을 인식해야 한다. 그러나 대부분 보이는 것에서부터 시발점을 두고 따지기 때문에 감정이 발생하고 용서할 수 없고, 미움과 증오가 배가 되는 것이며 해결점 또한 보이지 않는다. 한쪽이 해결되면 또 다른 쪽에서는 피해의 실마리가 사라지지 않기 때문에, 감정이 사라지지 않고 자칫 더 큰 부메랑이 되어 악화를 부추기게 될 수 있다. 결국은 시간이 지나면서 약화하더라도 상처로 남는다.

진정한 용서란 서로가 한 발짝씩 발걸음을 떼어놓는 것처럼 '시간'과 함께 진행되는 기나긴 여정이라 말할 수 있다. "한마디로 무엇이다."라고 집약시킬 수 없을 만큼 다양한 결을 지니듯이 감정이 가라앉지 않는 한은 해결에 오류도 발생한다. 인간은 불완전성으로 인해 살아가는 동안 수많은 잘못을 저질러 타인에게 상처를 주기도 하고, 스스로가 상처를 입기도 하며 살아가며 이러한 불안정한 인간의 삶의 조건에 용서가 없다면 우발적인 인간의 오류로 인해 희망을 포기하는 '잘못의 감옥'에 가두어 버리게 된다면, 앞으로 더 많은 시간을 현재나 미래의 부재 속에 '과거의 존재'로만 복수를 꿈꾸며 살아갈 것이다. 상처가 깊은 만큼 오래가고 몸과 마음마저 희생이 따르게 된다. 꿈과 희망이 자라나야 할 자리에 울화가 채워져 삶을 살아갈 운명의 연장선상에 놓이게 될 것이다. 그래서 아프지만 용서만이 희망으로 이끄는 길이라는 것을 알기에 더 아픔을 느낄 수 있지만 인간이기에, 용서는 더 높은 차원의 새로운 삶의 가능성을 열어주는 참으로 중요한 행동이자 용기라고 할 수 있다. 이처럼 새로운 삶의 가능성을 열어준다는 의미에서 용서는 '증오의 불씨가 희망의 불씨'로 전이되게 하는 것이다.

세상에서 가장 어려운 일 두 가지를 얘기한다면, '내가 죄를 짓지 않는 것'과 '내게 상처 준 사람을 용서하는 것'이라 할 수 있다. 수많은 관계 속에서 불안정한 사회를 함께 살아가는 동안에 유불리는 언제나 공존하며 본의이든 아니면 우연이든, 에너지 법칙에 의한 것들은 언제나 문제의 소지가 되어 우리의 곁을 따라다닌다. 생각이 일어난 정보대로 행할 것인가? 더 나아가 고찰의 견해로 신해행증(믿고, 이해하고, 행동하고, 증명하는) 할 것인가? 어떤 것을 선택하든 결과를 책임진다는 마음으로 자신의 감정까지 조율해야 할 것이다.

이런저런 관계 속에서 맞닥뜨려진 사건·사고에 대한 화해와 용서가 싫고 못 받아들여진다면, 아무런 자극이 주어지지 않는 산속에서 혼자 살아가는 것이 속이 편할지도 모른다. 하지만 고뇌와 번뇌가 없다면 깨달음 또한 만나기 어려울 것이다. 인간이기에 번뇌와 고뇌들을 풀어나가고 화해의 기술을 익히며 성장하고 발전해 나가면서 인간다운 진리를 깨닫게 되는 것이다. 인간만이 깨달을 수 있고 의식이 성장되고 완성에 이르는 것이다. 이미 늦은 시간 죽음 앞에서 누구나 뉘우치게 된다고 하지만 살아있을 때 깨달아야 한다. 그렇게 될 때라야 스스로에게 치유와 용서의 아름다운 꽃이 피어나게 된다.

그러나 끝까지 용서하기를 거부하고 점차 누적되어지는 분노와 복수심이 치유와 성장을 가로막는다면, 하늘의 사랑이 또다시 주어진다는 진리를 깨닫지 못하고 보여지는 세계관으로 답을 찾으려고 할 것이다. 생명의 법칙에는 보이지 않는 에너지의 소용돌이가 보이는 세계를 창조하는 것을 알게 된다면, 우리는 모든 것을 포기하고 싶어질 수도 있는 마음을 내려놓게 되며 용서와 화해를 선택하여 나의 삶 앞에 다가오는 축복의 시간을 준비하게 될 것이다. 그리고 한 차원 높은 수준의 삶의 주인공으로서 오해와 상처, 분노, 증오로 얽힌 일상을 살아가고 있는 상처 받은 이들에게 위로와 희망의 메신저로 거듭나게 될 것이다.

듀크 대학교 레드포드 윌리엄스 교수는 적대감이 높은 남성이 낮은 남성에 비해 사인과 상관없이 25년 이내에 사망할 확률이 7배나 높다고 하였으며, 분노한 사람들은 친구와 가족들을 멀어지게 만들고 타인의 도움을 거부할 가능성이 높다고 하였다. 이렇게 분노는 스트레스 상황을 악화시키며 아드레날린의 독성으로 인하여 건강을 해치고 죽음에 이르게 하는 자기 비해와 수면에도 많은 방해를 입게 한다. 그래서 분노를 객관적인 방법으로 바라보고 용서를 택하는 것은 자기를 사랑하는 방법이다.

진정한 용서는 안 좋았던 과거의 얽매임으로부터 자유로워지는 것이며 그 아픔의 과거에서 벗어나 예전의 주어졌던 나의 평화의 세계로 되돌아가는 길이며, 아픈 상처를 뛰어넘어 용서가 주는 또 다른 성장을 체험하고 느끼게 되며 잃어버린 나의 마음을 되찾는 성숙의 단계로 뛰어올라 새로운 나, 새로운 관계로 거듭나는 진정한 화해와 진정한 용서의 로드맵이 되는 것이다. 상처를 지우는 것이 아니라 상처의 기억이, 남은 삶을 지배하지 않도록 하는 고차원의 선택이다. 그것이 진정한 용서와 화해의 길이다.

놓아버리기

잠자리에서는 아무 생각이 없는 것이 좋다.

오늘도 잠이 오지 않으면 어쩌지 하는 부정적인 생각을 미리 하면서 잠자리에 들게 된다면, 그 순간부터 뇌파가 올라가기 시작하고 떨어지지 않을 것이다. 이런 불필요한 생각들은 계속해서 교감신경이 작동되기 때문에 근육은 경직되어 쉬는 것이 아니라 오히려 더욱 힘이 들어가는 시간이 된다. 부정적인 사고를 하게 되면 부정적인 결과가 나올 수밖에 없다. 그런 생각을 멈추게 하는 방법은 간단하다. 관점 전환 방법이기도 한데 그런 부정적인 사고를 멈추는 것이다. 부정적인 생각이 일어나면 “멈춰!” 또는 “떽!” 등으로 그 사고에 크게 역반응을 보이게 되면 계속될 것 같은 부정적인 생각이 바로 멈추게 된다. 즉, 맞장구치지 않으면 슬며시 사라지게 된다. 이렇게 부정적인 사고가 뇌 속으로 슬며시 올라올 때마다 떽!하고 혼을 내라. 그러면 잘 올라오던 부정적인 생각이 조금씩 수그러든다. 부정적인 사고가 일어나면 떠오르는 현실이 왜곡되도록 가장 긍정적인 시각을 선택하고 긍정적인 정보로 왜곡시키면 된다.

일부는 꼭 8시간을 자야 한다는 강박으로부터 해방되는 것이 필요하며 꼭 그렇게 자야 할 필요도 없다. 각자에 맞는 수면시간이 있고 3시간만 자도 몸이 받쳐주면 괜찮은 것이다. 하등의 남과 비교할 필요도 없다. 누군가 정해둔 8시간에 얽매여 매일 밤을 그렇게 힘들어 한다면 그것 또한 자신을 자박하는 것이 된다. 수면시간을 정하고 맞추려면 더 힘들어지니 오히려 그 생각을 놓아버리고 포기하는 편이 더 좋을 수 있다.

수면에 대한 긍정적인 사고의 전환이 필요하다. 말하자면 수면은 양보다는 질이 중요하다는 의미이다. 8시간을 자도 뇌파가 떨어지지 않는 상태에서 잔다면 시간은 많이 잤어도 수면의 효과는 떨어지는 것이다. 반면 4시간만 잔다 하더라도 뇌파가 충분히 떨어진 깊은 숙면을 취했다면 오히려 더 좋은 수면을 취한 격이 된다.

불면에 대한 걱정은 오히려 더 심리적으로 자신의 수면시간을 악화시키는 측면으로 몰고 가기 때문에 스스로를 믿고 단순해지고 멍청해지면 된다. 잠이 안 온다든가 또는 자다가 깨어나 시간을 보는 것은 불면증이 있는 사람들에게 좋지 않다. 마음이 촉박하지만 중간중간 시간이 궁금해질 수 있지만 아무리 궁금해도 절대로 중간에 시간을 보지 마라. 오히려 시간의 촉박함을 예고한다면 더 긴장하게 되고 우려만 부추기게 된다. 이럴 때는 아는 것보다 모르는 게 더 낫다. 그것도 하나의 수면시간을 무의식적으로 계산하고 있는 안 좋은 습관이다.

잠을 잘 자는 사람은 시간을 체크하지 않는데 불면 증상이 있는 사람은 유독 시간에 신경을 많이 쓰는 습관이 있다. 그것은 뇌 속에 몇 시간은 자야 한다는 강박증 때문이다. 절대 수면시간을 계산하지 말고 설령 부족하게 잤어도 많이 잤다고 뇌를 속이면 된다. 항상 일어날 때는 "아우 잘 잤다!"라고 뇌에 메시지를 보내는 것을 잊지 마라. 때에 따라서는 이렇게 뇌를 속이면 된다. 뇌는 잘 모른다. 뇌의 주인이 인식하는 대로 반응할 뿐이다.

어쩌면 자기 자신이 생각하고 있는 것보다 훨씬 더 자고 있는지도 모른다. 그러지 않다고 하더라도 "나의 수면의 질은 좋은 편이야." "이 정도만 자도 충분해."라고 뇌에 긍정적인 메시지를 보내는 것도 수면에 대한 부정적인 생각을 극복하고 개선하는데 좋은 전략이 될 수도 있다. 항상 부정적인 생각은 멈추게 하고 긍정으로 질문하고 긍정으로 답변하여 긍정 확언이 좋은 뇌로 길들이는데 좋으며 좋은 뇌가 좋은 결과를 줄 가능성이 높다. 뇌를 잘 활용하는 방법이 되기 때문에 근심·걱정을 다 놓아버리자. 놓으면 편안해지고 평상심을 회복하여 정상으로 돌아가는 상태가 된다. 플라시보 효과도 기대해 보자.

수면 유도의 꿀팁들

잠이 보약이라는 말은 아주 옛날부터 전해진 진리이며 생명이 있는 한 불변의 명언이 될 것이라 생각한다. 아무리 인삼 녹용을 즐겨 먹는다 하여도 하룻밤 잠을 충분하게 잘 수 없다면 공염불처럼 될 것이다. 그래서 잘 자는 것이 보약 중의 보약이라는 말을 하며 아무리 피곤한 일을 하루 종일 하였다 하더라도, 한숨 푹 자고 나면 다음날 온몸이 풀려 다시 일을 하는 것처럼 그렇게 할 수 있는 것은, 지난 밤사이에 내 몸속에 처리해야 할 대사 잔류물들을 처리하는 과정이 충분하게 일어나 모두 청소하였기 때문에 가벼워진 몸으로 다시 일을 할 수 있는 상태가 된 것이다.

무엇을 해도 안 될 때는 원인이 되는 것들을 역으로 이용하면 답이 나올 때가 있다. 어떻게 하면 부교감신경을 이용할 것인가 하는 것이 중요하다. 여러 가지로 비교해서 알아보자.

• 교감신경을 잠재우는 방법

생각으로도 가능하지만, 몸을 이용해서 시도해 보자.

호흡을 편안하게 하고 내쉬는 호흡에 집중한다.

빠른 템포의 음악은 교감신경을 흥분시킨다. 클래식 음악을 들어라.

온몸을 천천히 쓸어내리며 몸과 마음을 이완 시켜라.

인위적으로 기지개와 하품을 자주 하라.

엉덩방아 찧기(부교감신경 자극법 중 하나이다)

잔잔하고 규칙적인 무의미한 소리를 계속 듣고 있으면 뇌가 단순해진다.

너무 뜨겁지 않은 온탕과 미지근한 온수에 몸 담그기를 반복하며 여유로운 시간을 보내라. 냉탕은 몇 초만 거치고 온탕 위주로 목욕하면 좋다. (몸이 너무 이완 됐을 때는 반대로 한다.)

• 일단 누우면 생각을 멈추어라

나이가 많을수록 생각이 많아지는데 그것은 뇌에 정보량이 많아서이기도 하지만, 몸의 힘이 약화되면서 에너지를 모으는 힘이 쇠약해져 기가 역상하기 쉽고, 생각하는 습관이 굳어지면서 점점 생각에 빠지게 된다. 생각을 멈추려면 하체의 힘을 많이 써야 하고 아랫배를 따듯하게 해야 한다. 즉 단전의 힘을 키우거나 몸의 느낌에 집중하는 습관을 들이면 생각을 줄이는데 도움 된다.

또한 눕거나 앉아서 발끝 치기를 많이 할수록 뇌파는 잘 떨어지게 되어 있다. 발끝 치기는 불면증 예방과 치유에도 도움이 되지만 고관절도 함께 움직여지기 때문에 장운동 효과에도 도움이 된다. 수면으로 유도하려면 약 1,000회 정도 부딪쳐야 한다. 처음은 빠르게 시작하였다가 조금씩 천천히 한다. 그리고 고관절과 아랫배의 느낌에 집중하면 자연히 생각이 줄어들며 본인도 모르게 잠으로 빠져든다.

• 방안의 빛은 어둡게, 온수 마시기와 온열 팩 하기

침실은 빛이 차단되는 어두운 처리가 좋은데 두려움이 많으면 침실을 약한 빛으로 처리하여 밝지 않게 한다. 몸을 따듯하게 하면 부교감신경이 활성화되면서 근육이 이완되어 뇌파가 잘 떨어진다. 몸의 이완은 마음의 여유를 찾게 한다. 온수는 너무 뜨거우면 오히려 각성이 될 수 있기 때문에 체온보다 약간 높은 온열 팩도 몸을 이완시키고 뇌파를 떨어뜨리는데 도움을 준다.

• 몸과 마음 잠재우기

운동은 수면의 질을 향상시킬 수 있지만 수면 전에 과도한 운동은 오히려 수면을 방해할 수 있으므로, 적정량을 실천하는데 앞에서 제시된 누워서 가볍게 이완될 정도이면 충분하다. 몸과 마음을 가볍게 하고, 생각이 일어나지 않도록 바로 아무것도 인식이 되지 않게 몸과 마음을 동시에 잠재워라.

뇌와 장은 유기적인 관계를 유지하기 때문에 장이 굳으면 불면으로 이어질 수 있다. 평소에 장이 굳지 않도록 음양탕(뜨거운 물에 찬물 희석) 음용과 장운동 등을 꾸준히 하는 것도 도움 된다.

허브의 여왕으로 불리고 있는 '**라벤더**'는 진정 작용이 있어 마음의 불안과 긴장감 완화 및 정신적 스트레스에 기인한 불면증에 큰 효과가 있는 것으로 밝혀지고 있다. 베개에 향을 넣고 잠을 유도하는 경우 심신의 안정과 수면에 도움 된다. 아로마 오일 한 방울로 마음을 잠재우는 것도 좋다.

수면에 도움 되는 차

예부터 수면에 좋은 차들은 많이 알려져 오고 있다. 시중에도 '수면에 도움 되는 차'라며 수십 가지가 상품화되어 판매되고 있어 구입하기도 쉬워졌다. 그만큼 불면증으로 힘들어하는 사람들이 많이 찾고 있다는 것을 알 수 있다. 다양한 성분들이 여러 방법으로 제조되어 판매되고 있어 손쉽게 구입하여 마실 수 있지만, 집에서 간단하게 달여 마시기 좋은 차들도 자주 마시면 숙면하는데 많은 도움이 된다.

• 캐모마일 차

캐모마일은 서양 국화로 부드러운 맛과 향이 있다. 아피제닌(apigenin)과 플라보노이드라는 항산화 성분이 들어있어, 졸음을 촉진하고 불면증에 도움을 주며 특히 심신을 안정시켜 주는 효과가 있어 입면 장애가 있는 분들에게 도움이 된다. 따뜻하게 하여 잠들기 30분 전에 반 컵 정도 마시는 것이 좋다. 차 성질은 평성이기 때문에 누구나 잘 맞는 차이다. 국화는 비타민 A 성분이 많아 눈 건강에 도움 되며 머리를 맑게 하는 효능이 있다. 심신 안정에 도움이 된다. 색과 향이 좋아 눈과 코를 동시에 만족하는 효과가 있다.

• 대추차 또는 대추씨(산조인)차

대추에는 비타민 C, 칼슘 등이 풍부하게 들어 있고, 대추 씨의 또 다른 이름인 산조인에는 신경을 안정시키는 성분이 들어있어 긴장하거나, 예민, 불안, 우울한 마음을 가라앉히며 혈액순환 및 면역력 강화에도 도움을 준다. 성질은 평성이며 맛은 달고 독이 없다. 생각이 많으면 비장에 혈액이 돌지 못하여 수면장애로 이어질 수 있으니, 따뜻하게 우려 마시면 순환 효과가 있어 수면에도 도움이 된다.

• 꿀 차

꿀은 천연 감미료로 피로회복, 마음의 안정, 변비 예방, 신경통 등에도 도움 준다. 차가운 물보다는 따뜻한 물에 타서 잠자리에 들기 전에 반 컵 정도를 마시면 부교감신경이 활성화되어 수면에 도움이 된다.

• 바나나 우유

바나나는 천연 수면제로 알려져 있으며 마그네슘과 칼륨이 함유되어 있어 근육 이완 작용을 하며, 아이들이 우유를 마시고 잠이 드는 것은 우유 속에 트립토판이 들어 있어 멜라토닌 분비를 촉진시키기 때문이다. 잠자리에 들기 전에 따뜻하게 타서 마시면 좋다.

수면을 돕는 맨발 걷기 체험담

22. 12. 눈 덮인 겨울 날

봄부터 주말 토요일과 일요일에 별일 없으면 5킬로씩 맨발걷기를 실천하였다. 그동안은 신발 갖고 다니기도 귀찮고 발도 아플 것 같고 해서 미루어 오다 마음먹고 봄부터 시작하게 되었는데, 하다 보니 여러 가지 지혜도 생기고 별로 귀찮은 일도 아니라는 것을 알게 되었다.

여름에는 시원한 퇴근시간 무렵을 선택하여 걸었고, 봄과 가을에는 적당히 햇볕이 있는 시간대를 선택하여 걸었다. 접지(Earthing - 사람 양성자와 대지 음성자를 중화시키는 형태)를 위해 집 앞의 야산에서부터 맨발을 시작하여 주변 공원 한 바퀴를 돌고 돌아오면 1만 보가 조금 넘는 거리였다. 출발 전에 집에서 음양탕(뜨거운 물에 찬물을 섞은 물) 한 컵을 마시고 출발한다. 나갈 때는 신발을 신고 출발하고 정문을 벗어나서 바로 신발을 벗고 신발주머니에 담아 맨발을 시작하였으며, 처음 출발할 때는 천천히 걷다가 자갈밭으로 되어 있는 도로를 통과하여 걷다 보면 20분 정도 소요되는데, 그 정도 시간이 지나면 아까 마신 물이 거의 흡수된 시간이라 그 시간이 지나면 천천히 맨발달리기를 시작했다(절대 뛰면 안 된다. 무릎에 충격이 생기면 연골 마모가 오기 때문). 단지 포지션만 달리기의 기마자세를 취하고 천천히 달리는 것이다.

3킬로 정도를 달려도 천천히 달리기 때문에 호흡이 빨라지거나 쉬어야 될 정도로 몸의 무리가 가지 않지만, 달리기의 포지션으로 다니기 때문에 훨씬 근육량이 많이 생긴다. 천천히 달리면 잔근육이 많이 생기고 빠르게 달리면 큰 근육이 더 발달하게 된다. 그래서 간헐적으로 속도를 낼 때도 있지만 그것은 1~2분 정도이고 바로 천천히 달리기를 지속하게 되면, 몸의 무리는 가지 않고 몸이 많이 좋아지는 것을 금방 느낄 수 있게 된다.

오늘은 드디어 영하의 날씨가 되었고, 온종일 내린 눈이 소복이 쌓여 도로가 잘 보이지 않을 정도가 되었다. 그동안 눈이 내리는 날, 영하의 날씨에 한번 맨발 걷기에 도전해 보기로 마음 먹고 있었는데 오늘은 드디어 기다리던 눈이 내렸다. 달리다 보면 열이 날 수 있어서 너무 두껍지 않는 외투를 걸치고 출발하였다. 출발할 때는 발 시려움이 괜찮을까 조금 우려도 되었지만 죽기 아니면 까무러치기로 "일단 출발하자!" 마음을 먹고 나섰다.

모두 두꺼운 오리털 옷에 모자와 든든한 신발들을 신고 드문드문 다니는 사람들이 보였지만, 자신감 있게 신발을 벗고 눈밭에 맨발 걷기에 도전했다.

처음 5분은 외부 온도와 눈에 덮인 지온을 느껴보았는데 "아 역시 생각보다 차갑구나!"라는 생각이 들었다.

그렇게 시작하여 5분 정도를 걸었다. 조금 지나고 나니 발바닥의 신경이 둔화되는 느낌이 느껴졌고 쉽지 않다는 것을 느끼게 되었다. 10여 분이 지나자 둔화되었던 감각이 이제는 먹먹해져서 더욱 피부의 감각이 사라지는 것을 느낄 수 있었다.

"정말 힘 드는 구나!" "그래도 포기할 수 없지. 끝까지 해보자!"

10분 정도 더 지났을 때는 정말 힘들었다. 인내심이 필요했고 작년에 어떤 분이 얼음물에서 발을 담그고 버티기 세계신기록을 세우셨는데 그분이 우리나라 사람이었고 맨발걷기 회원분이라는 것이 기억이 났다. 그때 그 사람의 고통의 시간을 내 체험을 통해서 느끼게 되었다.

그렇게 10분을 더 걷고 나니 이제는 발의 감각이 뜨거워진다는 느낌이 들었고 고통스러운 것도 함께 사라졌다. 그래서 그 후 10분 정도를 더 걷게 되었는데, 이제는 잠시 따뜻한 느낌이 사라지고 차가운 느낌으로 다시 바뀌어 간다는 것을 알아차리게 되었다. 그래서 오늘은 더 이상 무리하지 말자라고 자신과의 타협을 받아들이기로 하고, 공원 공중화장실을 향하여 달려 가 찬물에 발을 씻었는데 생각보다 발이 얼어있었고 감각이 없었다.

"와 발이 이 정도가 되었는데 왜 나는 발의 뜨거움을 느꼈을까?"를 생각해 보았다. 발이 딱딱하게 얼어 있는 것 같았다.

그리고 발의 물기를 닦고 신발을 신고 나왔는데 거기부터가 문제였다. 너무너무 발이 아파서 걸을 수가 없었다. 도저히 자세를 바르게 펴지를 못하겠다. 발을 디딜 때마다 너무 고통스러워서 계속 걸을 수 없을 정도였다. 좌우로 뒤뚱뒤뚱 걸으며 발을 앞으로 옮기는 수준이었다.

"이상하다. 맨발로 걸을 때는 이 정도가 아니었는데…."
'회복통'이 이렇게 아프단 말인가? ….

아마 아까 보았던 사람이 다시 나를 보았다면 아까 그 사람 맞아? 할 정도로 자세가 흐트러졌다. 도저히 걸을 수가 없어 주저앉고 싶었고 단전에 붙여둔 핫 팩을 발로 옮겨 발에 붙이고 싶었지만 필자는 알고 있었다. 얼은 발을 갑자기 뜨겁게 하거나 '회복통'이 있을 때 계속 같은 자세로 걷지 않으면 회복이 더 늦어진다는 것을 알기에 고통을 참고 끝까지 걸었다.

그 상태로 10분 정도 지나자 서서히 죽을 것 같던 그 고통이 조금씩 사라져갔다. 마지막 새끼발가락이 제일 늦게 풀린다는 것을 느끼게 되었으며 걸음을 걷는 자세도 정상으로 되돌아왔다.

"얼음물에 발을 담그고 있기 신기록을 세웠던 그분은 회복통이 얼마나 심했을까?"를 필자가 체험을 통해 알 것 같았고, 그 순간 아마 그분은 더욱 통증이 심했을 거라는 짐작이 들었다.

다음 페이지의 발사진을 보면 맨발 걷기 전후의 차이가 선명하게 나타난다. 처음 시작할 때는 발이 창백하였었는데 끝날 무렵에는 붉어졌다. 그만큼 몸의 자연치유력이 발의 온도를 높이기 위해서 혈액을 다량으로 차가워진 발로 보냈기 때문이었다.

집에 도착하자마자 나는 이 나눔을 쓰고 있는데 아직도 발은 먹먹하고 퉁퉁 부어 있는 것 같다. 내일도 나가야 하는데 과연 용기가 날지 모르겠다.

나도 이렇게 맨발걷기의 애호가가 되었다. 맨발걷기를 하면 좋은 점들이 참 많다.

첫째, 발의 지압효과만 보더라도 발바닥에는 온몸의 오장육부의 반응점들이 있다. 그래서 맨발로 걷게 되면 오장육부의 기능들이 저절로 개선되어 따로 발마사지를 받을 필요가 없게 된다.

둘째, 중요한 접지(Earthing 맨살을 땅에 닿게 하는)효과이다. 우리 몸에는 매순간 정전기가 발생되고 있는데, 이 정전기 현상은 몸에 해로운 점들이 많으며 노화도 촉진시키는 것으로 밝혀지기도 하였으니 매일 접지를 하여 몸 밖으로 매출시키는 방법으로 좋다.

셋째, 발바닥의 아치형이 무너지는 것을 방지할 수 있으며 이미 평발인 사람도 계속해서 맨발걷기를 하다보면 자연스럽게 아치형이 회복된다.

넷째, 수많은 질병의 고통으로부터 해방되게 되며 거의 병원 다닐 일이 없어질 정도로 건강이 회복되며 머리가 맑아지며, 고혈압 당뇨 고지혈증 등이 회복되도록 순환이 개선된다.

다섯째, 발 전체에 무의식 신경이 분포되어 있어 감각이 살아나고 무너졌던 발뼈들이 제자리로 돌아오며, 기초대사량이 개선되어 생명현상이 점진적으로 회복된다.

여섯째, 발 지압을 하게 되면 뇌가 맑아지고 온몸의 근력들이 튼튼해지는 것을 느낄 수 있게 되며 잡념이 사라지기 때문에 뇌파가 안정되어 수면에도 도움이 된다.

그 외에서 맨발걷기 동호회에 올라오는 글들을 보면 이미 불치병으로 진단받고 삶의 끝자락에서 회생되었다는 감동의 나눔의 글들을 참 많이 볼 수 있었다.

〈맨발 걷기 전과 후의 혈액순환 변화 상태〉

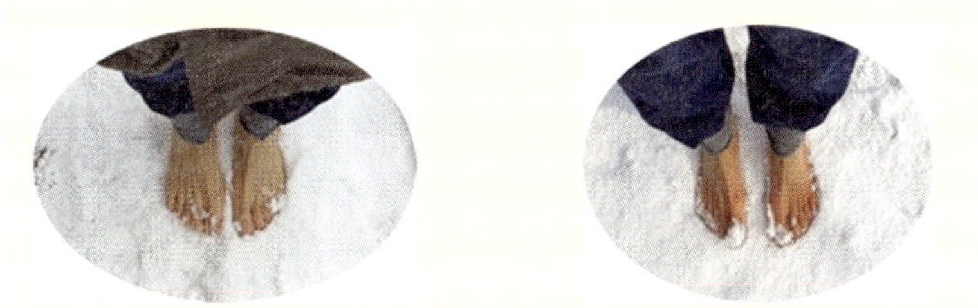

맨발로 눈 위를 걷기 전에는 발에 혈액이 모이지 않아 창백했었는데 30분 정도 눈 위를 걷고 난 후에 발전체가 빨간색으로 변화된 발의 상태를 보면서 확연하게 달라진 혈액순환의 차이를 비교할 수 있었다.

내 삶의 우선순위

◇ 꿈을 이루는 힐링 명상 체험하기

오늘 하늘이 유독 청명하고 아름답습니다.

하늘이 아름다우니 나의 마음도 아름다워집니다.

이제 함께 감사와 치유를 위한 명상시간을 가져보도록 하겠습니다.

자리에 반가부좌 또는 결가부좌를 하고 자리에 앉습니다.

눈을 감고 천천히 척추의 기둥을 세워보겠습니다.

"회음(꼬리뼈 앞) - 천추 - 가슴 - 목 - 백회(정수리 앞)를

일직선으로 세워 가슴을 펴고 앉아 곧은 자세를 취하십니다."

흉부가 처지지 않도록 가슴을 앞으로 살짝 끓어 올리듯이 하고 턱 끝은 몸 쪽으로 당겨 머리끝 정수리 백회를 높게 하고 어깨의 힘을 빼도록 합니다.

몸을 곧추세워 의식을 고요히 하고 호흡에 의식을 집중합니다.

들어 마시는 호흡

내쉬는 호흡에 집중하여 봅니다.

에너지 정화를 시작해 봅니다.

머리끝 백회로 맑고 밝은 청명한 하늘의 에너지가
내려오는 것을 상상합니다.

"이 에너지는 나의 몸과 마음을 정화시켜 나갈 것입니다."

맑은 하늘의 청명한 에너지가 우리 몸의 시작점, 하늘의 에너지와 맞닿는 곳
머리의 가장 높은 자리 '백회'와 연결되어 있어 눈을 감고 뇌에 집중하면
연결된 에너지가 저절로 흘러내리면서 뇌 속의 복잡한 생각과 감정들을 잠재우며
일어나는 복잡한 마음을 정화시켜 나갈 것입니다.

의도적으로 에너지를 이동시키며 몸 구석구석 의념으로 닦아 보십니다.
에너지는 상상한 대로 현실로 이루어 냅니다.

척추를 타고 온몸의 장기 속까지 구석구석 정화시키며
꼬리뼈를 지나 회음부에서 땅속으로 내려가도록 잡고 있던 것들을 내쉬는 호흡과 함께 놓아주십니다.

놓아버린 모든 것들은 본래의 자리로 되돌아 갈 것입니다.
본래의 자리로 되돌아가도록 모두 놓아주십니다.

그동안 힘들어하며 붙잡고 있었던 모든 것들을 다 놓아 주십니다.

새로운 에너지가 계속해서 백회에서 온몸으로 내려
빈 곳을 채우며 에너지 체인지가 일어날 것입니다.

에너지 법칙은 버려야 채워집니다.

그동안 힘들게 했었던 것
내가 아닌 모든 것들을 다 놓아버립니다.
나라고 규정했던 것들까지 다 놓아버립니다.

텅 빈자리에 새로운 생명의 에너지가 채워져 나갑니다.

마음껏 맑은 에너지를 받아들이며
힘들고 지친 몸과 마음을 정화하고 힐링 해 보십니다.

에너지는 생각을 따라서 이동합니다.
밝으면 밝은 에너지가 연결되고
어두우면 어두운 에너지가 연결됩니다.

우리는 선택할 수 있습니다.
긍정의 변화를 원하시면 긍정의 에너지를 연결합니다.
모든 것은 선택입니다.

그것이 뇌의 힘입니다.

그리고 감사함 또한 잊지 마셔야 합니다.
감사하고 또 감사해야 합니다.
그래야 감사할 일들이 따라다닐 것입니다.

하늘의 태양 에너지는 아랫배 단전을 충만하게 따뜻함을 채워주며 또한 나의 온몸을 따뜻하게 보호해 줄 것입니다.

그리고 진정으로 원하는 원대한 뜻이 이루어질 것입니다.
상처들은 치유되고 밝고 당당한 본성의 빛으로 거듭날 것입니다.

왜냐면 하늘이 우리를 사랑하고 있고
내가 나를 사랑하고 있기 때문입니다.

고요한 에너지 상태에서 에너지 정화와 생명을 창조할 에너지를 연결하는 자신에게도 칭찬으로 일색 해 주십니다. 뇌는 칭찬을 좋아합니다.

자신을 넘치도록 사랑해 주십시오.
나부터 사랑하는 것이 중요합니다.
사랑의 시작은 '나'입니다.

그랬을 때 이타적인 마음이 발동되며 용서하고 포용하고 무한한 감사의 마음이 생겨납니다.

그렇게 하셨다면 참 잘하신 것입니다.

다시 호흡으로 돌아오십니다.

숨 들이마시고 내쉬며 눈을 뜨십니다.

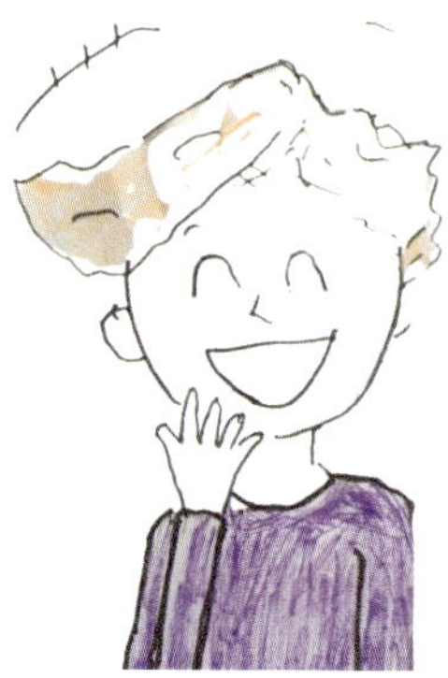

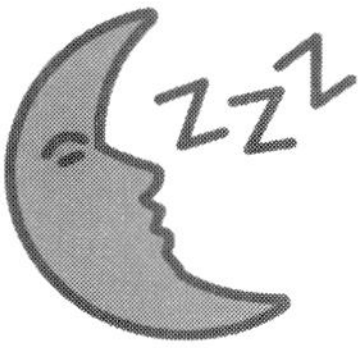

에필로그

인간은 다행히 기계처럼 신체의 일부를 부속품으로 교체하지 않아도, 생명을 다하는 날까지 끊임없이 재생되는 세포의 자생력으로 살아갈 수 있다. 누구에게나 똑같이 공기 중에 약 21%의 산소를 호흡함으로 끊임없는 에너지를 공급받으며 살아갈 수 있어 하늘의 사랑과 축복을 느낀다.

불면증을 줄이고 꿀잠 잘 수 있는 비법들에 대해 원고를 집필하는 동안 다루게 되었던 의학적인 딱딱한 용어를 사용하지 않고는 이해를 도울 수 없었고, 더 지루하게 느낄 수밖에 없는 뇌를 이해시키지 않고 전하고자 하는 의도를 전할 방도가 없어 여러 가지 예시를 반복하여 설명하다 보니 지루하게 느껴졌을 것이 짐작되지만, 여러 번 반복되어 은연중에 중요 부분들이 저절로 암기되었으리라 생각하며 많은 실행력이 기대된다.

이제는 더 밝은 밤이 지속된다 하더라도 언제든지 수면의 버튼을 누르면 지체 없이 바로 숙면으로 질주하는 자기 조절력의 힘을 키우게 되어, 자신의 스텝워치를 발동시키며 행복 또한 창조이고 모두가 창조의 주체자가 되어 생사의 갈림길에서도 선택할 수 있는 여유를 갖기 바란다.

우리나라도 행복지수가 상승가도에 있어 세계를 선도하는 주도국으로, 우뚝 서 보편적 가치를 함께 나누며 뇌파가 자유롭게 휴식모드에서 모두에게 유익한 시간을 보내게 될 날들이 다가오고 있으니 앞으로는 머리를 많이 쓰는 공부 시간을 줄여도 된다. 이미 모두가 부자이고 잘 살 수 있다. 이제부터는 자시가 되면 소등하여 다음 날을 위해 수면에 들도록 하자.

그리고 내용 중에 제시된 수면에 좋은 차들을 즐겨 마시며 좀 더 여유를 갖고 자신에게 사랑의 메시지를 자주 보내어 모든 것은 자연스럽게 잘되어진다는 진리를 알려주기를 바라며, 이 책에 제시한 실용적인 개선 과정을 익혀 희망과 긍정의 힘은 자신을 믿고 사랑하는 마음이라는 것을 강조하고 싶다. 낙관적인 사고방식을 기르고 개선 가능성에 집중함으로써 인간의 자연치유 능력을 활용하여 삶을 긍정적인 변화로 끌어 낼 수 있길 바란다.

본 책에는 누구나 따라 할 수 있는 다양한 방법들을 제시하였기 때문에 그 중에 자신에게 맞는 방법을 선택하여 지속해 실행하는 것도 좋고, 불면 시간을 줄이기 위해서는 다양한 방법을 복합적으로 실행해도 좋다. 불면의 시간을 두려움으로 보낼 필요는 없다. 가장 자연스러운 상태가 수면이고, 모든 것을 놓는 순간 곧바로 자연스러운 상태가 된다. 오직 자신만이 잠시 잃어버렸던 수면의 길을 다시 찾아 고충으로부터 해방될 수 있음을 믿고 자연스러운 수면의 길로 질주하여 꿀잠 속에 들어 본성인 평화를 오래도록 느끼고 유지하기 바란다.

그동안 도움을 받으며 살아온 만큼 앞으로의 삶은 많은 인연들에게 도움을 주는 생산자가 되어, 더 밝고 행복한 시간을 만들어 가고 싶다. 부족하여 끙끙거리는 시간이 주어지더라도 결코 감사하는 마음으로 맞이하며, 비움 다음에 채워지는 자연의 순리 따라 작으나마 행복이 무엇인지 알아가는 시간을 만들고 싶다.

끝으로 불면증으로 어려움을 겪고 계신 분들께 깊은 공감과 이해를 드리며, 만성적인 수면의 문제는 본인이 의식을 조율하는 능력이라 생각하며 삶의 방식과 태도를 조금씩 바꾸어 건강한 삶이 지속되기 바란다. 본문에 꿀잠 비법으로 제시했던 여러 가지 방법과 특히 뇌파 안정과 신경 조율 방법들을 꾸준히 익혀나가게 된다면, 일상에서도 변화되는 습관들이 주변의 희망과 긍정의 부메랑이 되어 무뎌졌던 일상에 활력을 불어넣게 되고, 언제나 편안하고 자연스러운 수면으로 이어질 것이니, 이제부터 건강을 향한 시간을 축복 드리며 자연요법 불면증 치유 프로그램을 영광스럽게 마친다.

그림출처 : illustAC Free Stock Clipart
모델 한성희, 조영은